Dr Arlette GELÉ de FRANCONY

Santé et Beauté de la Femme par l'Éducation Corporelle

PARIS
LES PRESSES UNIVERSITAIRES DE FRANCE
49, Boulevard Saint-Michel

1923

Santé et Beauté de la Femme

par l'Éducation Corporelle

Dr Arlette GELÉ de FRANCONY

Santé et Beauté de la Femme par l'Éducation Corporelle

PARIS
LES PRESSES UNIVERSITAIRES DE FRANCE
49, Boulevard Saint-Michel

1923

CHAPITRE PREMIER

Avec la faiblesse des mères, commence celle des hommes.

HAHNERMAN.

INTRODUCTION

La pratique de la culture corporelle de la femme s'est beaucoup développée depuis quelques années et son succès croissant donne à ce sujet un intérêt d'actualité tout particulier. Pratiquant la culture physique et différents sports, nous nous sommes intéressée à l'étude des résultats que l'on pouvait obtenir.

Ce n'est pas certes que ce sujet ait été abandonné de tous et au cours de leurs ouvrages il n'est guère de médecins, de journalistes, voire de littérateurs qui ne lui aient consacré au moins quelques lignes.

Tantôt admirateurs de l'harmonie des formes qu'engendre le développement du corps féminin, tantôt pleins d'ironie pour tout ce qui touche la vile matière périssable, bien peu d'auteurs ont voulu attacher à cette question l'importance qu'elle demande, qu'elle mérite et juger par des faits des résultats que l'on en peut attendre ?

Née d'hier, l'idée même de l'éducation physique féminine a grandi très vite, trop vite même car, faute d'une méthode rationnelle et scientifique, trop d'erreurs, trop d'exagérations ont pu prêter le flanc à des critiques ; nous nous empressons de reconnaître que beaucoup de ces critiques sont fondées et nous nous efforcerons, en étudiant leurs causes, d'en éviter les effets.

Tout d'abord, nous a-t-on dit souvent, si la culture physique féminine est un besoin qui s'impose comment se fait-il qu'il ait attendu au xxe siècle pour se manifester. Nos mères, nos grand'mères n'ont pas connu les joies du stade ou de la danse rythmique ; elles ont cependant donné le jour à la génération qui a fait la guerre. Et puis nous a-t-on dit encore rien n'est plus laid qu'une femme musclée ; le rôle de la femme c'est de tenir son foyer, d'élever ses enfants ; laissez le muscle à l'homme, qui en a besoin dans la vie de chaque jour, et gardez pour vous la grâce qui fait votre charme.

Ces critiques étaient peut-être valables ; mais les conditions de la vie moderne ont changé bien des choses. Le rôle de la femme, qu'elle l'ait voulu ou non, n'est plus ce qu'il était autrefois ; souvent elle n'est plus seulement l'épouse; il faut qu'elle soit l'aide du mari ; son associée dans la lutte de chaque jour. Souvent aussi, seule et sans appui, elle doit travailler pour gagner sa vie, pour se créer un foyer. Enfin son plus beau rôle, plus impérieux que jamais, c'est le mieux-être de la postérité. Ne l'assurera-t-elle pas d'autant mieux que sa santé sera plus robuste, sa constitution plus vigoureuse.

Ce rôle nouveau lui crée d'autres besoins. « Nous n'en sommes plus à trouver, comme il y a deux siècles, dit le docteur Boigey, qu'une certaine délicatesse des forces, juste suffisantes pour une promenade d'une heure, un appétit dédaigneux joint à cette timidité qui accompagne ordinairement la faiblesse, soit au nombre des bienfaits qu'une femme doit retirer de son éducation. Pour une femme une intelligence cultivée accompagnée d'une mauvaise constitution physique est de peu de valeur puisque sa descendance est destinée à s'éteindre dès la première ou deuxième génération. »

Et puis, sur la femme, les effets de la vie moderne ont des conséquences pires, si c'est possible, que chez les hommes. L'atmosphère viciée des grandes villes, la vie moderne avec le tourbillon des affaires, entrecoupée de plaisirs morbides, réagit plus sur la femme que sur l'homme. Son corps s'étiole, ses sens s'énervent, ses sentiments se déforment et la Société actuelle a par trop d'épouses stériles, trop de mères qui n'allaitent pas leur enfant.

Qu'elle doive lutter pour la vie ou qu'elle ait seulement à s'occuper de son ménage, la femme doit combattre, comme l'homme, la vie sédentaire, défaut de vie qui crée un état d'intoxication lent de l'organisme, par rétention de produits toxiques, qui prédispose aux maladies, qui donne ce que l'on rencontre si souvent chez la femme : des maux de tête, des vertiges, des insomnies, de la gaucherie dans les mouvements, de la pâleur et de la bouffissure du visage, un manque d'appétit et surtout l'obésité avec tous ses inconvénients.

Pour rétablir l'équilibre, pour lutter contre cet état de chose, il faut la santé. Santé physique qui engendre la santé morale, santé que l'on acquiert par la culture du corps, par sa connaissance et par son développement. Il faut laisser là le vieux dualisme de l'esprit et du corps. Ce n'est qu'en développant celui-ci que celui-là se dégage dans toute sa force, dans toute sa vigueur. Connaître son corps, ce doit être un but en soi, d'où découlent tous les autres. Le corps guérit des tares de l'époque ; il guérit le romantisme, maladie de notre adolescence ; il guérit d'un dégoût de vivre qui se cache sous bien des ironies ; il surmonte cette philosophie de névrosés, fait de scepticisme et de stérilité.

Si l'idée de l'éducation physique féminine a fait de rapides progrès, elle n'en a pas moins été gênée par de nombreuses erreurs. Erreurs qui s'expliquent car l'empirisme seul a fait construire des méthodes, des systèmes.

Au cours de nos recherches bibliographiques, nous avons trouvé de nombreuses études sur la physiologie normale et la physiologie du sport chez l'homme. Le jeu des organes, le rôle de la contraction musculaire, la fatigue, l'effort, tout cela a été remarquablement étudié. Cette étude, par contre, a été à peine effleurée chez la femme et, cependant, des différences profondes existent entre les deux organismes. L'organisme de la femme, plus fragile, s'accommode mal de l'effort intensif. Les fonctions spéciales qu'une femme doit subir et remplir sont incompatibles avec certaines variétés d'effort musculaire. La menstruation pendant l'adolescence, et plus tard la grossesse et l'allaitement, créent des états physiologiques pendant lesquels des précautions minutieuses doivent être spécialement étudiées.

Nous avons recueillli un nombre assez considérable de fiches médicales qui contiennent une observation complète portant sur des jeunes filles de la région parisienne. Nous avons fait appel à l'expérience des maîtres d'éducation physique quelle que soit leur méthode. Nous avons enfin fait appel, pour les questions particulièrement importantes de la puberté, de la grossesse et de l'allaitement, à des médecins et des gynécologues qui ont bien voulu nous fournir leurs observations et le fruit de leur expérience.

C'est en partant de ces données que nous nous efforcerons de faire ce travail, d'étudier avec des méthodes scientifiques les résultats que nous avons vus et d'en tirer si possible des conclusions utiles.

Nous tenons à remercier particulièrement Mme la doctoresse Houdré, chef de laboratoire de la F. de M. et Mlle Suzanne Guery, Interne de l'Hôpital Rotschild, à l'amabilité desquelles nous devons les fiches physiologiques ; M. le docteur Boigey, qui a bien voulu nous fournir le résultat de son expérience ; MM. Paul Renault et Winter, internes des hôpitaux, qui nous ont donné l'aide de leurs conseils et de leur grande amitié, et MM. les docteurs Rouech et A. Richard. Et enfin tous ceux de nos Maîtres et de nos amis qui nous ont encouragée de leurs conseils et de leur bienveillance.

CHAPITRE II

HISTORIQUE

Les tendances des différentes civilisations et des différents peuples ont réservé au cours des âges, à la culture du corps de la femme, des fortunes bien différentes. L'antiquité païenne mit toujours fort en honneur le culte du corps, mais ce fut en Grèce où son développement connut la forme la plus parfaite, et certaines méthodes modernes s'inspirent encore de ces enseignements.

La Grèce antique avait compris que seule la plénitude de la santé physique pouvait créer une race jeune et forte et la place faite au jeu et au sport dans l'éducation comprenait une place égale à celle de l'esprit. A Athènes, il existait de nombreux établissements, appelés « Palestre », tant officiels que privés. Dans ses gymnases, auxquels souvent était adjoint un stade, la jeunesse athénienne s'entraînait chaque jour. Jusqu'à la puberté les deux sexes s'exerçaient en commun sous la direction de Maîtres appelés pédiotribes. Passé cet âge les deux sexes s'exerçaient séparément dans des Palestres différents. Il semble qu'au début les exercices réservés aux femmes furent les mêmes que ceux des hommes (Platon de Républica). Mais plus tard se manifesta une tendance à la spécialisation : les courses, les sauts, la lutte, les lancers étaient pratiqués par les deux sexes; mais les danses étaient plus spécialement l'apanage des jeunes filles et les exercices à tendance militaire celui des jeunes gens. Le rythme de la musique, les chants s'adjoignirent à la pratique des danses qui composèrent bientôt l'essentiel de la gymnastique féminine. Les pratiques d'hygiène étaient également fort en honneur, le bain, le massage clôturaient les séances journalières d'entraînement.

Le peuple hellène profondément épris du culte de la beauté semble avoir atteint les limites de la perfection et l'art grec nous a laissé d'admirables corps de femme qui ne sauraient être surpassés par la pureté des lignes et l'harmonie des formes.

A Sparte, le caractère militaire de la République, se retrouve jusque dans l'organisation de la culture du corps. Les lois de Lycurgue la prescrive obligatoire aussi bien aux jeunes hommes qu'aux jeunes filles. « Il faut que la race soit forte et vigoureuse, la femme en est l'élément essentiel ; elle doit le culte de son corps à la Patrie ».

Les tendances sont toutes différentes chez les races d'Orient. Les Egyptiens, les Perses, les Assyriens n'eurent jamais très développé le culte de la beauté corporelle. L'idéal mystique se traduit par des danses religieuses, le but est de plaire aux Divinités, l'harmonie des mouvements n'en est que le moyen.

La civilisation romaine, héritière par tant d'autres côtés de la civilisation grecque, ne fit pas à la femme une place aussi grande. Réaliste et voluptueuse elle fit de la femme plus un instrument de plaisir que de développement de la race. Aucune organisation ne fut prévue pour le développement de son corps. Seuls les thermes, les pratiques d'hydrothérapie, la marche furent connus des dames romaines. Les exercics physiques étaient tombés en discrédit et Juvénal (Satyre I et 6) couvre les quelques tentatives qui furent faites de ses sarcasmes. Les danses, les exercices de gymnastique étaient réservés aux esclaves et des gradins du cirque la race romaine décadente se récréait de la force des barbares.

L'avènement du christianisme marque l'apparition de tendances toute nouvelles. Au culte du corps, idée païenne, il substitue celui de l'esprit. Le corps n'est plus que l'enveloppe passagère de l'âme immortelle qui seule doit être belle et doit être cultivée.

La Rome chrétienne, le moyen âge sont tout imprégnés de ces idées qui se trouvent exprimées dans les conceptions artistiques. Le nu plastique, la ligne même du corps a disparu sous d'amples draperies, toute l'attention se concentre sur le visage qui, pour les peintres et sculpteurs de cette époque, serait seul le reflet de l'âme.

Le moyen âge marque dans le développement physique de la femme un long sommeil et il faut arriver au XVIe siècle pour trouver des ouvrages d'éducation infantile qui consacrent quelques paragraphes à l'éducation physique de la jeune fille. C'est tout dabord l'œuvre de Simon de Villambert, plus spécialement destinée au jeune âge, et intitulée « Manière de nourrir et d'élever les enfants ». Puis c'est le poème sur l'éducation des enfants de Scevole de Sainte-Marthe. Plus important et déjà imprégné d'un véritable esprit scientifique est le beau livre de Nicolas Audry de Beauregard (1658-1742), doyen de la Faculté de médecine de Paris, et intitulé « Art de prévenir et de corriger dans les enfants les difformités du corps, à la portée des pères et mères et des personnes qui ont des enfants à élever ». Mais ces encouragements théoriques n'étaient que peu suivis dans la pratique et, à quelque exception près, la vie sédentaire était la règle pour la femme aussi bien dans la noblesse que dans la bourgeoisie. Il faut citer néanmoins quelques exceptions dont l'histoire nous a laissé l'exemple. Au temps de Catherine de Médicis les dames chassaient à pied et à cheval, Catherine de Médicis elle-même fut une écuyère remarquable et téméraire. Au grand siècle, la duchesse de Bourgogne fut une joueuse de billard fameuse, mais à cette époque le billard se jouait sur le pré avec des maillets, c'était un véritable sport. En Angleterre, la pratique de la gymnastique s'était rapidement répandue et Voltaire rapporte qu'il vit, en 1727, des courses et des jeux où jeunes filles et jeunes garçons rivalisaient d'adresse et l'on trouve ces quelques lignes qui étonnent un peu sous la plume de ce grand sceptique : « Parmi les jeunes demoiselles, bon nombre étaient fort belles, toutes étaient bien faites et il y avait dans leur personne une vivacité et une satisfaction qui les rendaient jolies. Je crus transporté aux Jeux Olympiques. »

La Révolution, l'Empire furent des périodes beaucoup trop troublées pour qu'on s'occupât de ces questions, mais bientôt une réaction se fit sentir et il nous faut arriver en 1820 pour voir se dessiner un mouvement en faveur de la culture physique féminine. Ce mouvement fut d'ailleurs de courte durée et étouffé par le romantisme ; il ne dura que quelques années, mais dirigé par un homme de toute première valeur (Amoros) il n'en constitue pas moins la première tentative officielle de réhabiliter la culture du corps. De plus, il constitue la première base d'une étude scientifique qui, bien qu'entachée d'erreur, devait plus tard devenir fructueuse en résultats.

Après une carrière dans l'armée espagnole, le colonel Amoros (1770-1848) vint en France et, appuyé par la Ville de Paris, créa en 1820, à Grenelle, un gymnase qui fut la première tentative de ce genre ; il fut secondé par Bégin, le chirurgien Vergier et Magnon. Son gymnase, son système étaient plus spécialement destinés aux hommes ; il fit néanmoins une place à part à la femme, et c'est de sa méthode que naquit la Phonacie, qui, expérimentée d'abord par un groupe de jeunes filles, lui donna les meilleurs résultats. Mais, abandonné par la Ville de Paris, Amoros dut fermer son gymnase et aller en Angleterre où un accueil enthousiaste lui fut réservé.

En 1823, Charles Loud publia un essai de gymnastique médicale où quelques passages sont réservés à la femme, dont se dégage pour la première fois l'idée d'une culture spéciale, différente de celle de l'homme, et où l'idée d'équilibre était l'idée fondamentale.

Citons enfin la tentative de Clias, en 1828, qui crée une véritable gymnastique spéciale pour jeunes filles. Mais cette méthode, ou Callesthénie, est encore tout imprégnée du système d'Amoros et elle comporte plus d'exercices athlétiques que de véritable culture physique.

Un mouvement analogue se dessinait à l'étranger dont l'influence devait bientôt se faire sentir en France. En Allemagne et en Suisse, Guth Muth (1759-1839), Jahn, en 1810, et surtout Spiess, furent les véritables créateurs de la gymnastique dite athlétique. En Belgique Hapfel mit au point une méthode originale où le maintien et l'harmonie étaient les idées directrices ; il s'occupa spécialement de la gymnastique et des sports chez la femme et son impulsion eut un vif mais éphémère succès.

C'est en Suède que naquirent les méthodes qui ne devaient pas tarder à diffuser et qui contiennent l'essentiel de la culture physique moderne. Le père de la gymnastique suédoise, quoique on en ait dit, est véritablement Henrik Ling, né le 15 novembre 1776, à Ljunga. Il fit ses études à Wexio, puis à Lund ; il passa ensuite 5 ans à l'Université d'Ipsal où il s'initia aux pratiques de la gymnastique suivant la méthode de Nachtgal. Il étudia les pratiques chinoises du Long Fou et des Tao et Tsé. D'élève il ne tarda pas à devenir maître. En 1813, il fonda une école et dirigea bientôt l'Institut Royal Gymnastique de Stockolm. C'est de là que devait naître la méthode dite Suédoise. Il consacra à la physiologie de la femme des études toutes spéciales et il jeta les premières bases d'une culture rationnelle proscrivant toute idée d'athlétisme qui vise à développer les différents groupes musculaires et à favoriser le jeu des fonctions physiologiques.

La méthode de Ling pénétra rapidement en France et la commission du 14 mai 1898, dont faisaient partie comme rapporteurs les docteurs Tissié et Demeny, ont conclu à la nécessité de la création de l'Institut National de Gymnastique. La méthode de Ling fut appliquée à l'Ecole Normale d'institutrices Le 3 juin 1903, un arrêté prescrivait la création d'un cours d'éducation physique durant les vacances dans les mêmes établissements.

La pratique du plein air selon la méthode anglaise, la vulgarisation des jeux et des sports pénétrèrent en France à cette même époque et firent de rapides progrès.

Parmi ceux qui, en France, ont fait le plus pour le développement de la culture physique de la femme, il faut mettre en premier rang les docteurs Tissié et Demény.

Le docteur Tissié créa la Ligue Française d'Education Physique, et il fut le fondateur de la *Revue des Jeux et d'Hygiène Sociale*. Partisan convaincu de la méthode suédoise, il s'attacha à la faire triompher contre les partisans des méthodes d'Amoros et de Clias.

Demény fut le véritable fondateur de la méthode française ou éclectique. Préparateur de Marey à la station physiologique du Collège de France, il fut le premier à appliquer la chronophotographie et la méthode graphique à l'étude de la technique sportive. Il fut enfin l'auteur du guide du maître, ouvrage d'une clarté et d'une précision remarquables où sont résolus les problèmes pédagogiques de l'enseignement physique. Ces quelques phrases contiennent ses idées directrices : « Dans les premières divisions de l'école primaire la gymnastique des filles ne se différencie guère de celles des garçons. Dans les divisions supérieures les exercices d'application doivent demeurer plus doux et plus gracieux pour les filles. L'éducation physique s'adresse à tous. Les exercices doivent avoir quatre effets : hygiénique, esthétique, moral, éducatif ».

Les études de Demény donnèrent une impulsion toute nouvelle et la culture physique passa du domaine de l'empirisme dans celui de l'expérimentation et de la science. La culture physique de la femme fut réellement distincte de celle de l'homme. Des méthodes nouvelles ne tardèrent pas à paraître et, à l'heure actuelle, plusieurs sont en présence. Les principales sont : la gymnastique suédoise modifiée, l'école naturiste d'Hébert, la gymnastique ortophrénique de Paul Boncourt, la gymnastique hellénique de Raymond Duncan, la gymnastique rythmique type Dalcroze, etc.

Le congrès du 17 au 20 mars 1913, présidé par le professeur Gilbert, réunit à la Faculté de Médecine les Maîtres de tous Pays, les partisans de différentes méthodes. Il consacre l'appui officiel de la science au développement de la culture physique. Les principaux rapports de la section féminine furent ceux de Mme Dora Téléky, partisante de la méthode Dalcroze, de Mme Annie Collan, Finlandaise, partisante de la méthode suédoise, de Mlle Leroy, de Liége, qui expose la méthode d'éducation belge. Citons enfin le rapport du docteur Danjou, défenseur de la méthode de Ling, et le rapport de Mme Gérard Mangin.

Les congressistes se séparèrent en émettant différents vœux tendant au développement de la gymnastique dans les établissements scolaires de jeunes filles, à l'établissement des pratiques hygiéniques, à la création de centres d'éducation physique avec participation médicale.

La guerre arrêta ce développement, mais ces travaux portent quand même leurs fruits et, depuis quelques années, allégée des erreurs du passé, la culture physique féminine a repris un nouvel essor.

CHAPITRE III

Conséquences du manque d'exercice :

l'atrophie musculaire, les troubles viscéraux

L'aperçu historique qui précède montre donc que seule la civilisation grecque fit à l'éducation physique de la femme la place quelle méritait. En dehors de cette période, la femme fut toujours considérée comme un être faible, confiné dans la vie sédentaire et tranquille des besognes domestiques. Ce genre d'existence est imposé à la jeune fille dès qu'elle quitte le collège pour entrer dans la vie et il ne tarde pas à avoir sur son organisme de profondes influences qui entraîneront des troubles dont la cause première est souvent difficile à trouver.

L'enfant, jusque vers 10 ou 12 ans, n'a guère besoin d'une éducation physique spéciale. Les jeux, le plein air suffisent à son activité ; mais dès la puberté, dès que la petite fille d'hier sera devenue une grande jeune fille, c'est une existence toute nouvelle qui va lui être imposée ; ses distractions changent : plus de jeux, mais des ouvrages, elle ne doit plus être une fille turbulente, exprimant à tous sa joie de vivre, elle doit, au contraire, être pleine de réserve et de réflexion.

C'est à cet âge qu'apparaissent les premiers méfaits de ce genre de vie et on va pouvoir observer des attitudes vicieuses, des troubles du développement, parfois de l'anémie et des troubles psychiques.

Les attitudes vicieuses sont extrêmement fréquentes et un médecin des écoles, qui a pu les observer en série, a bien voulu nous faire part du fruit de ses observations. Les plus fréquentes et les plus importantes, dit-il, sont les déformations rachidiennes. Elles s'observent principalement entre 12 et 15 ans, plus fréquentes chez les filles et d'autant plus marquées que l'enfant a grandi plus vite et que son système musculaire est moins développé ; elles consistent en cyphose portant sur les premières vertèbres dorsales et parfois les dernières cervicales, la pression sur les apophyses épineuses est peu ou pas douloureuse, la déformation facilement corrigible au début. Accessoirement, on peut observer des scolioses, surtout chez les enfants qui adoptent pour écrire une mauvaise attitude. Toutes ces déformations disparaissent en général à l'âge adulte, mais certaines persistent et il est très fréquent d'observer de légères cyphoses donnant à la femme une attitude disgracieuse.

En dehors de ces déformations rachidiennes, on peut observer des déformations thoraciques, étroitesse de la partie supérieure de la cage thoracique, aplatissement de la base. L'anémie, la pâleur, sont particulièrement fréquentes chez les enfants des villes et elles peuvent s'accompagner de modifications de la formule sanguine et de la valeur globulaire. Ces lésions, souvent peu marquées, coexistent parfois avec un terrain débile favorisant l'éclosion des infections et en particulier de la tuberculose.

Mais la jeune fille a passé sans trop d'accident cette période difficile ; elle a 18 ans, elle est grande, un peu mince, un peu pâle : « c'est une petite nature », disent ses parents. Soumise à une vie hygiénique et active, elle ne tarderait pas à s'épanouir, ses muscles ne demandent qu'à se développer, sa poitrine un peu étroite qu'à respirer et à se dilater.

C'est à ce moment où la femme aurait le plus besoin d'activité, d'air et d'hygiène, qu'elle va être soumise à une vie toute différente. Il faut songer aux choses sérieuses, plus de jeux, plus de sport, c'est sa nouvelle vie qui commence.

Mais il n'y a pas que les obligations de la vie, les obligations de la mode sont peut-être plus impérieuses, plus tyranniques encore. Si quelque esprit mal tourné s'avisait, en regardant défiler les modèles de nos grands couturiers, à évoquer l'ombre des statues antiques, il aurait peine croyons-nous à en retrouver la ligne et les silhouettes de nos élégantes ne peuvent guère se comparer à la plastique classique. L'influence de la mode est souvent des plus néfastes sur la santé de la femme. Nous ne ferons que rappeler le temps où le corset régnait en maître ; c'était l'époque des tailles déformées, des foies étranglés et ptosés, des estomacs atones manifestant leur mécontentement par de fâcheux ballonnements et de pénibles contractions ; cette époque a heureusement disparu, mais si l'on voulait rechercher les mille petits faits de la mode actuelle, qui sont un défi à l'hygiène, ils suffiraient à eux seuls à remplir ces quelques pages.

Ces multiples influences ne tardent pas à retentir sur l'organisme même le plus résistant et, avec les années, parfois même en pleine jeunesse, des troubles vont apparaître. Simples malaises au début, ils vont persister et s'accroître.

Les conséquences les plus immédiates, c'est l'atrophie du système musculaire et la dégénérescence des tissus ; c'est surtout des troubles de toutes les grandes fonctions de la vie organique.

L'atrophie musculaire est extrêmement fréquente chez la femme des villes. Elle porte sur tous les groupes musculaires, plus marquée peut-être sur les muscles du membre supérieur. Les muscles sont de petits volumes, leurs fibres sont pâles et de mauvaise qualité, souvent une épaisse couche graisseuse bien connue de l'étudiant dès ses premières dissections, masque l'atrophie réelle que l'étude dynamométrique met facilement en évidence.

Plus importante encore est l'atrophie des muscles abdominaux. Il existe à l'état normal une véritable sangle musculaire formée par les muscles obliques et transverses renforcés des muscles droits et qui, chez la femme, a un rôle de toute première importance. L'atrophie des muscles de la sangle abdominale est souvent extrêmement marquée. C'est pourquoi bien des femmes sont obligées de remplacer leur ceinture musculaire absente par des corsets

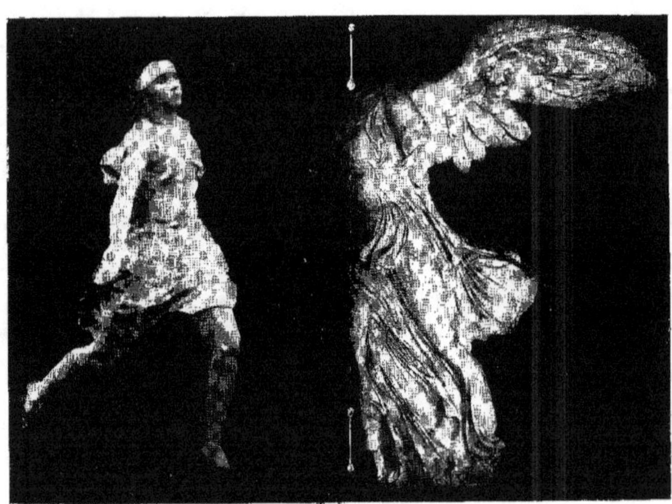

DEUX ALLURES IDENTIQUES.

Photographie extraite du journal illustré féminin "*Les Sportives*".

ou des ceintures orthopédiques dont le rôle est bien insuffisant.

La ptose générale des viscères est une des conséquences immédiates de la déficience de la paroi Elle entraîne des troubles profonds de la vie organique.

Les troubles digestifs sont parmi les plus constants. L'estomac est ptosé, souvent atone et de l'inappétence, des digestions pénibles, du ballonnement traduisent cet état. L'intestin subit le processus général de la ptose des viscères, et la constipation est une des manifestations les plus fréquentes de celle-ci. Souvent rebelle à tout traitement, elle cède au massage abdominal réalisé soit artificiellement, soit par un exercice judicieux des muscles abdominaux.

La ptose intestinale amène souvent une congestion des organes du petit bassin et plus particulièrement de l'appareil utéro-annexiel, d'où résultent des douleurs, des règles pénibles et irrégulières.

Enfin, le rein peut aussi participer à la ptose générale, et l'on sait que c'est presque exclusivement chez la femme que se rencontre le rein flottant.

L'atrophie de la sangle abdominale coexiste le plus souvent avec une mauvaise qualité de tissu du diaphragme périnéal et ses rapports avec la puerpéralité sont un des points peut-être les plus importants de la question. Dès la gestation, on observe des déformations beaucoup plus marquées de l'abdomen. Avec les grossesses, ces troubles s'accentuent et les présentations défectueuses s'observent presque toujours chez les multipares à mauvaises parois. Le travail sera lent si la femme n'aide pas la contraction utérine par de vigoureuses poussées et si les tissus du périné, manquant de souplesse, se laissent difficilement distendre. Enfin, la durée et la bonne évolution du *post partum* seront également fonction de la qualité des tissus.

L'atrophie musculaire, la ptose et ses conséquences, ne sont pas les seules manifestations que l'on peut observer. Toutes les fonctions organiques peuvent être également atteintes.

Enfermés dans une cage thoracique et sans souplesse, les poumons respirent mal, la fonction circulatoire, qui est étroitement liée à la fonction respiratoire, sera également perturbée et des palpitations, des vertiges, des syncopes pourront traduire sa défaillance passagère.

Tous ces troubles organiques peuvent s'observer soit isolés, soit réunis ; ils peuvent être très marqués, ou le plus souvent à peine ébauchés. Ils créent alors un état psychique spécial fait de malaises et de crainte, condamnant la femme à une vie diminuée et faisant véritablement d'elle l'éternelle souffrante et l'éternelle blessée.

Nous ne saurions accepter l'opinion de certains pour qui ces troubles seraient inhérents à sa constitution. Nous croyons au contraire qu'ils sont la conséquence de son genre de vie et qu'une éducation physique ratiomelle le ferait complètement disparaître. Nous verrons l'influence de l'exercice sur le système musculaire et sur les fonctions organiques.

CHAPITRE IV

La culture physique de la femme est le chapitre premier et essentiel de toute génération.

SULLY-ROUSSEL.

DIFFÉRENTES MÉTHODES. DIFFÉRENTS SPORTS

Si la nécessité d'une culture physique féminine a recueilli de nombreux suffrages, il n'en est plus de même lorsqu'il s'agit de la méthode à employer. Nous ne saurions aborder ici l'exposé complet des différents systèmes qui sont à l'heure actuelle en présence et encore moins juger de leur valeur. Nous croyons cependant nécessaire dans une étude d'ensemble d'envisager les principales tendances.

La gymnastique suédoise compte encore de nombreux adeptes. Elle marque une réaction contre la gymnastique athlétique ; elle comporte principalement des mouvements à rythmes lents, mettant en jeu successivement les principaux groupes musculaires. Elle tend également à développer les différentes fonctions et principalement la fonction respiratoire.

A cette tendance, s'oppose celle de l'école naturiste de Hébert. L'esprit primitif de cette école est un retour à la nature et le développement de l'individu par des exercices purement naturels, tels que la course, le grimper, les différents lancers. A l'origine, tout au moins filles et garçons pratiquaient les mêmes exercices. La résistance au froid et aux intempéries, la cure de soleil les pratiques d'hydrothérapie sont les principaux adjuvants des exercices athlétiques.

Toutes différentes sont les tendances de la gymnastique spécialisée dont la gymnastique ortophrénique de Paul Boncourt, nous offre le type. Il s'agit là d'une tentative de développement des facultés intellectuelles et des organes sensoriels à côté des fonctions organiques. L'exercice de la vue, de l'ouïe, de l'odorat, des réactions nerveuses est mise au même plan que l'exercice musculaire.

Il semble qu'il y ait à l'heure actuelle une tendance à faire collaborer à l'éducation physique de la femme la danse et le rythme. De nombreuses écoles s'inspirent de cette tendance éducative, nous ne ferons que citer :

La gymnastique harmonique de Mlle Irène Popard ;

La gymnastique danse de Mlle Kintzel ;

La gymnastique chorégraphique de Mlle Ronsay ;

La gymnastique artistique et rationnelle de Mlle Dissart.

Les deux plus connues de ces méthodes sont : la gymnastique hellénique de Raymond Duncan, qui s'inspire des attitudes observées sur les poteries antiques, et la gymnastique rythmique de Jeanne Dalcroze. Le principe de cette méthode consiste essentiellement à exécuter des mouvements correspondant d'une façon parfaite aux durées des sonorités, la nature du mouvement est fonction de la qualité de la note et l'intensité des mouvements proportionnels à la nuance. Cette gymnastique oblige à une tension permanente des centres nerveux et développe à l'extrême l'émotivité sensorielle.

En dehors de ces méthodes rationnelles, la pratique anglaise des sports et des jeux jointe à celle du plein air, constitue le complément de l'éducation physique de la femme.

Les sports et les jeux sont nombreux : ils peuvent et doivent être variés, car si la gymnastique est excellente, elle est souvent ennuyeuse pour l'élève, on peut cependant, pour y amener un peu de gaîté, adjoindre des chants aux exercices. Les jeux, parce qu'ils sont le plus souvent pratiqués en plein air, parce qu'on y apporte de l'émulation, sont excellents. Nulle part ailleurs l'individu n'est si gai, si vivant. Et la joie et le rire amènent dans tout l'organisme une circulation plus vive.

Jusqu'à 5 ou 6 ans, on ne fera rien faire à l'enfant de particulier. On soignera sa nourriture, son habillement, car sans mettre l'enfant « dans du coton », il ne faut pas exagérer et le couvrir insuffisamment pendant l'hiver, l'enfant ayant une grande surface de rayonnement et se refroidissant vite. Vers cet âge, quelques exercices de rythmique lui donneront, outre le sentiment musical, de la précision, de la coordination en même temps qu'une grande aisance dans ses mouvements. La vision sera éduquée par le jeu des pistes brouillées, par des lancements de balles, de ballons et par le jeu de la balle au mur. De multiples jeux d'enfants sont excellents, car ils sont mouvementés et gais ; nous citerons entre autres, le jeu du chat et de la souris, du loup et de l'agneau, de la chandelle, des quatre coins, etc... On pourra faire porter à l'enfant des petits sacs de sable sur la tête sans mettre les mains, d'où redressement de la colonne vertébrale pour maintenir l'équilibre. Ces sacs seront d'abord du 1/8 du poids du corps, puis du quart, du tiers. Ces sacs seront portés à différentes allures pendant dix minutes chaque jour. Tout ceci suffira jusqu'à l'âge de 12 ans. A ce moment, la petite fille entre dans la période de la puberté et l'on devra surveiller et doser de très près son exercice physique. Nous donnons ici le procès-verbal du Congrès universitaire du sport féminin du 4 mai 1923, qui établit des catégories et leur attribue à chacune des jeux et des sports correspondants.

« En ce qui concerne l'organisation technique de l'Education physique féminine universitaire, le Congrès considère que la division en trois catégories adoptée pour l'élément masculin peut parfaitement être appliquée :

« Catégorie Minimes : de 12 à 15 ans ;

« Catégorie Juniors : de 15 à 18 ans ;

« Catégorie Seniors : à partir de 18 ans.

« Avant 12 ans, l'éducation physique consistera

dans la pratique de jeux libres ; puis, progressivement on s'acheminera vers la leçon de culture physique dans laquelle on fera une large part aux exercices rythmiques et à l'apprentissage du geste sportif qui constituent des mouvements synthétiques donnant la notion de coordination musculaire et de dosage de l'effort.

« Dans la catégorie des Minimes, on fera une part plus large à l'initiation sportive déjà amorcée. Le Basket-Ball, qui exige peu de place et de matériel pourra être pratiqué. Les matches ne seront permis qu'entre fillettes de même catégorie et ne comporteront que deux mi-temps de 10 minutes.

« Dans le groupe des Juniors, l'athlétisme et les jeux, d'équipe pourront être pratiqués.

« Les compétitions, dans cette catégorie, se limiteront aux épreuves suivantes :

« Courses de 60 m. plat et 65 m. haies ;

« Sauts en hauteur et en longueur sans élan ;

« Saut en hauteur avec élan ;

« Lancer du javelot pratiqué de l'une et l'autre main.

« Les courses de 250 mètres et de 800 mètres et le saut en longueur avec élan qui figuraient au programme des championnats scolaires organisés jusqu'ici par la Fédération féminine sportive de France ne sont pas maintenus comme exigeant, les unes et les autres, une dépense d'énergie qui dépasse l'effort jugé profitable et salutaire au développement harmonieux des concurrents.

« Dans la catégorie des Seniors, sans abandonner la culture physique et les exercices rythmiques dont la valeur éducative physique reste entière, une large place sera faite au sport proprement dit, tant individuel que d'équipe.

« A cette catégorie s'appliquent les propositions formulées par le Congrès d'Education physique féminine de Vichy, c'est-à-dire :

« Courses de vitesse ne dépassant pas 80 mètres ;

« Suppression des courses dites de vitesse prolongée (300 m., 250 m.), pour les raisons déjà données en catégorie juniors ;

« Courses de demi-fond de 800 à 1.000 mètres ;

« Cross-country sur des distances de 2.000 à 2.500 mètres ;

« Courses de haies de 83 mètres, comportant 7 haies de 75 centimètres ;

« Sauts en hauteur et en longueur sans élan ;

« Sauts en hauteur avec élan ;

« Suppression du saut en longueur avec élan ;

« Lancer du poids de 4 kilos ; du javelot de 800 grammes ; du disque de 850 grammes, tous actuellement en usage, des lancers étant pratiqués obligatoirement de l'une et l'autre main.

« La distance de 80 mètres sur laquelle se fait la course de vitesse devra être réduite à 75 mètres

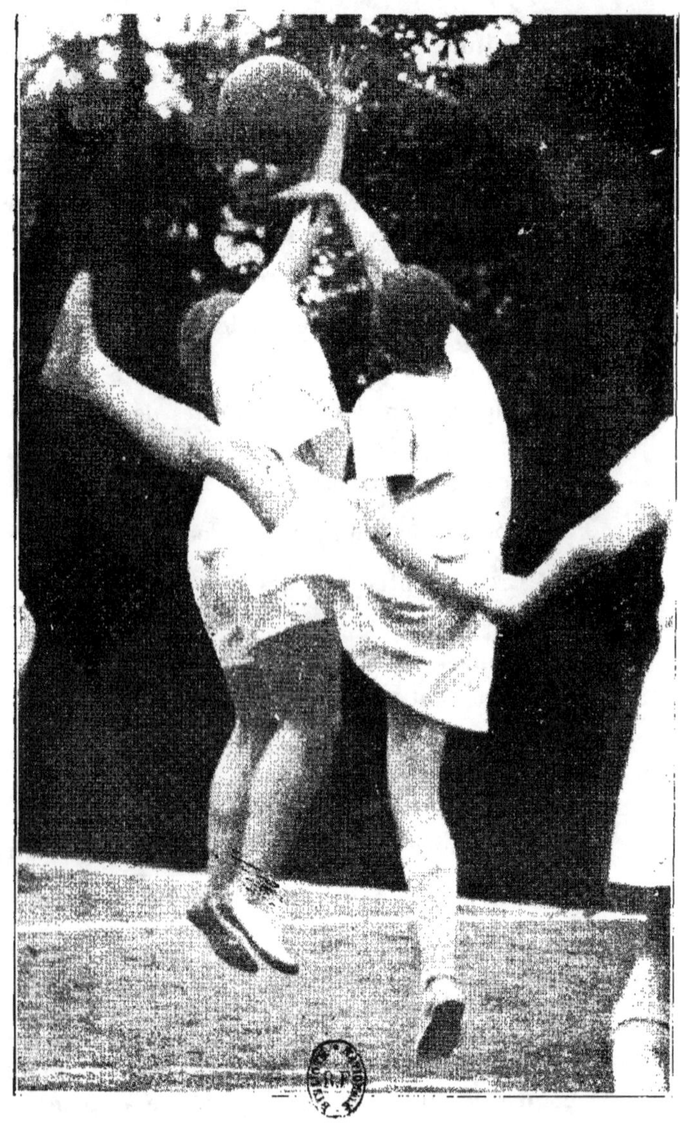

UNE REMISE AU JEU DE BASKET-BALL.

Cliché tiré du journal "*Le Sport à l'Université*".

dans le cas des courses de relais, étant donné que ces courses par équipes donnent souvent lieu à des luttes plus vives, partant à des efforts plus grands que les courses individuelles.

« Les courses de vitesse prolongée faites par relais sont supprimées.

« Les sports d'équipe : hockey, football-association, barrette, basket-ball, etc., devront être particulièrement encouragés et développés parce que, plus que les sports individuels, ils développent les qualités morales de leurs pratiquantes. Au cas où l'on créerait des compétitions féminines universitaires de natation et d'aviron, il y aurait lieu de rechercher les distances physiologiquement adéquates à l'organisation féminine. »

Nous y ajouterons les jeux de raquettes, comme le tennis et la longue paume qui apprendront à la femme à se servir de son épaule. La marche sera excellente, mais faite avec des souliers à talons plats, avec des jupes larges, en foulées, en ne tournant pas la pointe du pied très en dehors. Le golf donnera tous les avantages d'une promenade en plein air. L'escrime développera le bassin en même temps que les bras : C'est un exercice propre à être pratiqué par la femme.

Sans faire tous ces sports, la ménagère qui s'occupe de son ménage, la fermière à la campagne feront aussi de l'exercice physique, mais il ne sera pas réglé et ne donnera pas les mêmes résultats. Chez la fermière surtout on trouvera des muscles, de la force, mais pas un beau corps.

En résumé, tous les sports, tous les jeux, sont bons à la femme à la condition d'être bien faits et pratiqués aux âges voulus. D'un autre côté, la femme ne devra aborder les sports qu'après une éducation physique méthodique et rationnelle.

CHAPITRE V

La femme forte fait la race forte.
P. Tissié.

Rôle Médical. Sélection. Hygiène. Etablissement des Fiches Physiologiques

Le discrédit dans lequel était tombée l'éducation physique de la femme tient autant à l'imperfection des méthodes qu'à leur mauvaise application. La gymnastique athlétique qui, chez certaines femmes, particulièrement musclées, pouvait exagérer ses dons exceptionnels, ne pouvait que donner de mauvais résultats quand il s'agissait d'adolescentes en voie de formation, à plus forte raison d'enfants ou de jeunes filles peu musclés. De plus, certaines lésions organiques latentes et compatibles avec une vie tranquille et sédentaire se révélaient à l'occasion d'un effort souvent excessif. Elles étaient mises sur le compte de l'exercice qui n'en était en réalité que l'occasion. Les plus fréquentes de ces lésions étaient les lésions cardiaques et c'est souvent à la suite de palpitation, de syncopes, d'hémoptysies, voir d'asystolie aiguë, qu'un examen médical bien tardif venait déceller une lésion orificielle qui aurait dû interdire la pratique irraisonnée des sports. Enfin le surmenage de toutes ces conséquences étaient fréquemment le résultat de pratiques mal réglées, visant plus à obtenir des records, qu'à développer utilement l'individu. Ces inconvénients font comprendre l'importance du rôle, d'ailleurs difficile, qui est dévolu aux médecins.

Il comporte deux parties principales.

C'est tout d'abord un rôle de sélection qui consiste à écarter du sport toute femme qui temporairement ou définitivement ne saurait bénéficier de ses avantages, ou même risquerait des accidents.

C'est ensuite un rôle de direction, plus difficile encore peut-être et qui nécessite des études physiologiques de la femme aux différents âges ainsi que l'initiation sportive très complète.

Le rôle de sélection repose sur l'observation du sujet. Et les moyens que le médecin a à sa disposition sont les mêmes dont il dispose en clinique. L'inspection, la mensuration, l'auscultation du cœur et des poumons, la prise du pouls et de la tension artérielle en sont les éléments principaux. Mais chez la femme, les modifications du régime menstruel doivent commander des précautions particulières, aussi leur étude ne saurait-elle être faite avec trop de précisions. En dehors de ces moyens d'investigation courante et qui, condensés, vont se trouver réunis dans la fiche physiologique, le médecin dispose encore de moyens techniques plus perfectionnés. Ils permettront d'étudier avec précision l'effet de chaque exercice en particulier, les résultats durables ou non de la pratique des sports, les modifications des fonctions organiques. Ces moyens d'investigation sont : l'ergogramme et les multiples applications de ma méthode graphique de Marey, soit qu'il s'agisse de mesurer le rythme respiratoire ou le rythme cardiaque. Nous citerons enfin la spirométrie facilement réalisable, la radiographie, la chronophotographie et la cinématographie ralentie qui ont permis des études approfondies sur la contraction statique et dynamique des muscles.

Cet examen médical préalable qui va servir à l'établissement de la fiche physiologique comporte un certain nombre de règles générales mais aussi un certain nombre de points particuliers à chaque âge. L'importance de ce premier examen est tel que nous nous permettrons d'insister. Il va permettre, en effet, de placer le sujet dans une catégorie déterminée, il sera une base permettant de juger des résultats ultérieurs, il décellera enfin les points faibles nécessitant une sollicitude spéciale.

En règle générale, il faudra toujours s'informer des antécédents, on notera soigneusement toutes les prédispositions morbides, les tares héréditaires si fréquentes chez les enfants des villes. L'étude des antécédents personnels est également la règle. La présence de rhumatismes fera rechercher les lésions cardiaques possibles ; la présence de maladies infectieuses et en particulier de scarlatine commandera un examen minutieux de la fonction rénale.

La taille, le périmètre thoracique, le volume des principes groupes musculaires, le poids seront mesurés et notés avec précision.

On passera alors à l'examen des différents appareils. L'auscultation et, s'il est nécessaire, la radioscopie pourront mettre en évidence des lésions pulmonaires souvent latentes. L'auscultation du cœur et la prise de la tension artérielle permettront de reconnaître les lésions organiques qui peuvent contre-indiquer tout exercice violent.

Le volume du foie et l'état de l'appareil digestif seront également notés. Enfin, si l'interrogatoire décelle quelques troubles de l'appareil utéro-annexiel, on ne saurait autoriser la pratique générale des sports, avant d'avoir précisé les lésions.

L'étude du système nerveux, des organes des sens, particulièrement de la vue et de l'ouïe, un examen psychique sommaire complèteront l'examen général.

En dehors de ces grandes lignes, le médecin doit s'attacher à préciser un certain nombre de points particuliers à chaque âge.

S'il s'agit d'un enfant, on examinera avec soin sa conformation générale, dont certaines tares peuvent être passées inaperçues et être justiciables de la gymnastique médicale spécialisée. On examinera la conformation du squelette et sa statique, on recherchera si le développement de l'enfant correspond à son âge et enfin s'il ne présente pas de signes d'imprégnation tuberculeuse.

L'état du système musculaire est, par contre, difficilement appréciable, et son importance minime par rapport à la statique du corps et au jeu normal des organes.

S'il s'agit d'une adolescente ou d'une jeune fille, on recherchera surtout les troubles des fonctions physiologiques si fréquentes à cet âge. Les palpitations, les troubles respiratoires, les troubles menstruels seront recherchés et précisés et on s'attachera à l'étude du système musculaire qu'il importe à cet âge de ne pas négliger. Il faudra enfin rechercher la présence de troubles sensoriels et psychiques assez fréquents chez les jeunes filles.

L'examen d'une femme adulte est assez différent : on recherchera la statique générale du corps et le développement musculaire qui sont étroitement liés l'un à l'autre, on explorera le jeu des différentes fonctions et l'on se souviendra qu'avant tout, la femme est destinée à être mère et à nourrir son enfant ; on devra donc rechercher tout ce qui peut nuire à cette fonction soit localement, soit au point de vue général et c'est en partant de cette idée que l'on donnera ces conseils.

Le résultat de cet examen doit se trouver condensé dans la fiche physiologique, dont nous donnerons ci-joint la reproduction. Cet examen sera répété chaque mois, il permettra de se rendre compte des résultats obtenus et des progrès réalisés.

L'examen médical que nécessite l'établissement de la fiche physiologique permet d'établir 3 catégories principales.

La première est constituée par la majorité des sujets. Ce sont les cas qui rentrent dans la règle commune et qu'il ne reste plus qu'à classer suivant leur âge et suivant leur degré de développement dans des sections particulières.

La deuxième catégorie comprend les sujets à qui

la pratique des sports doit être interdite, soit définitivement, soit temporairement. Comme contre-indication définitive, il faut mettre en premier lieu les lésions orificielles du cœur mal compensées, la tuberculose à forme ulcéreuse, les néphrites chroniques avec signe d'insuffisance rénale marqué.

La troisième catégorie est la plus difficile à établir ; elle comprend les sujets, sans être des sujets normaux, ce ne sont pas, à proprement parler, des malades. C'est dans cette catégorie que rentrent les débiles, les malades, les tarés. C'est également dans cette catégorie que rentrent les sujets porteurs de lésions organiques légères, tels que lésions cardiaques bien compensée, tuberculose à forme fibreuse, malformations squelettiques, lésions nerveuses ou des appareils sensoriels. Tous ces sujets doivent être soigneusement examinés et écartés de la pratique des sports. Ils nécessitent des soins et une surveillance individuelle difficilement réalisable et justiciable de la gymnastique spécialisée.

Le rôle de direction que doit assumer le médecin dans la culture physique rationnelle de la femme est au moins aussi important qu son rôle de sélection ; il est souvent plus difficile et comporte deux ordres de conseils ; des conseils techniques, des conseils d'hygiène.

Les conseils techniques comprennent surtout le choix judicieux des exercices appropriés à chaque âge et à chaque organisme ; mais ils comprennent également la surveillance de l'application des méthodes prescrites.

PARIS - UNIVERSITÉ - CLUB

FICHE MÉDICALE

Modèle de la Société Médicale d'Éducation Physique et de Sports
Cette fiche doit être conservée par le Médecin qui est le dépositaire responsable

Nom et Prénoms ....

Adresse ....

DATES				
Bouche				
Dentition				
Amygdales . . .				
Végétations . . .				
Perméabilité nasale				
Système lymph. .				
Ganglions				
Squelette et col. vertébrale				
Cœur				
Poumons				
Hernies.				
Paroi abdominale.				
Albuminerie. . .				
Autres appareils				
Antécédents Héréditaires Personnels				

CONCLUSIONS

(Médecin et Instructeur)

UNIVERSITÉ DE PARIS

ASSOCIATION GÉNÉRALE DES ÉTUDIANTS DE PARIS

Reconnue d'utilité publique (25 Juin 1891)

SECTION SPORTIVE

PARIS - UNIVERSITÉ - CLUB

S.A.G. N° 7556

FICHE PHYSIOLOGIQUE

Modèle de la Société Médicale d'Éducation Physique et de Sports

Nom ....

Prénoms ....

Date et Lieu
de Naissance ....

Adresse ....

Profession ....

Date d'entrée
à la Société ....

Dates des Examens										
TAILLE										
POIDS										
PÉRIMÈTRES THORACIQUES										
Axill. Inspir.										
Expir.										
Xypho. Inspir.										
Expir.										
SPIROMÉTRIE										
PÉRIM. ABDOM.										
MEMBRES										
Envergure										
CIRCONFÉREN.										
Bras										
Avant-Bras										
Cuisse										
Mollet										
Longueur de jambes										
DYNAMOMÉTRIE										
Main										
Tract. lomb.										
APTITUDES SPORTIVES										
CATÉGORIE										

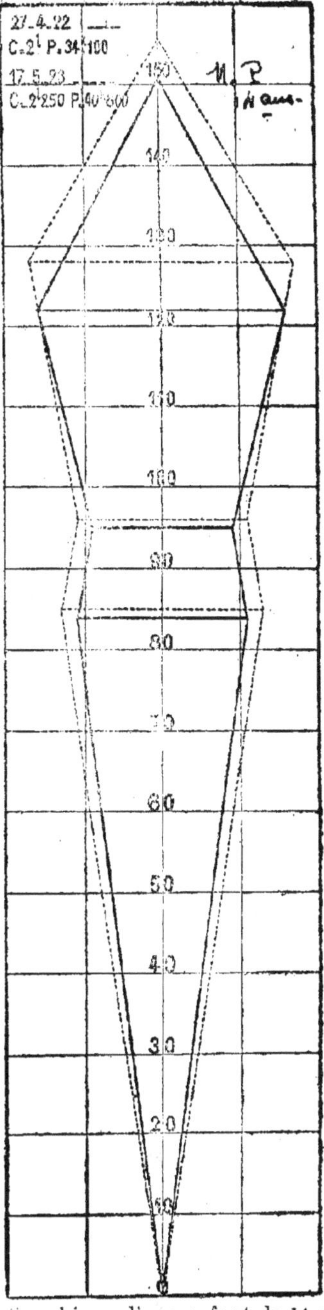

Graphique d'une enfant de 14 ans avant et après un an d'éducation corporelle

EXAMEN DE LA VALEUR MOTRICE

2952

NOM	Caractéristiques physiologiques								
	AGE	POIDS	TAILLE	PÉRIMÈTRE xiphoïdien	RESPIRATION	POULS	PRESSION ARTÉRIELLE		

EPREUVES MUSCULAIRES					EPREUVES ATHLETIQUES				
Traction des bras	Equerre	Antéroduction du tronc	Rétropulsion du tronc	Postéroduction des membres inférieurs					

EXAMEN DE LA VALEUR MOTRICE – 2E DEGRÉ

NOM	AGE	ÉPREUVES MUSCULAIRES					ÉPREUVES ATHLÉTIQUES												OBSERVATIONS
		Traction des bras	[illegible]	Antéro-flexion du tronc	[illegible]	Rétro-pulsion du corps	60 m.	300 m.	1000 m.	80 m. haies	Saut en longueur avec élan	Saut en longueur sans élan	Saut en hauteur sans élan	Saut en hauteur avec élan	Lancer du Javelot	Lancer du Poids main droite	Lancer du Poids main gauche		

EXAMEN DE LA VALEUR MOTRICE 1er DEGRÉ

NOM	AGE	EPREUVES : MUSCULAIRES					EPREUVES ATHLETIQUES				OBSERVATIONS
		Traction des bras	Equerre	Antéropulsion du tronc	Postéroduction des membres inférieurs	Rétropulsion du corps	60 mètres	Saut en longueur avec élan	Lancer		

VISAS :

ACADEMIA

Fiche physiologique et de Performances

Date et lieu de Naissance 12 Juil. 1912

Nom et Prénoms B.

Date d'entrée dans la Société

Adresse personnelle

FICHE PHYSIOLOGIQUE

DATES	Juil. 34	Nov. 34				
Taille	1m38	1m39				
Poids	31.30	33.30.				
Périmètre Mamelons	61.65	66.71				
Périmètre Sternum	60.65	61.67				
C. pulmonaire						

Constitution générale

Train supérieur

Train inférieur

PARTIE MÉDICALE

Perméabilité nasale B

Cœur B

Poumons B

Observations T. bon

FICHE SPORTIVE

DATES						
Culture Physique						
Rythmique						
Sports athlétiques						
Natation						
Aviron						
Football						
Hockey						
Cross Country						
Tennis						
Escrime						

VISAS :

ACADEMIA

Fiche physiologique et de Performances

Date et lieu de Naissance 27 [illegible]

Nom et Prénoms [illegible]

Date d'entrée dans la Société

Adresse personnelle

FICHE PHYSIOLOGIQUE

DATES	[illegible]	Nov [illegible]			
Taille	1m 24	1m 27			
Poids	29	29.[illegible]			
Périmètre Maximum	60-63	62-67.78			
Périmètre Minimum	59-64	63.[illegible]			
C. pulmonaire					

Constitution générale

Train supérieur

Train inférieur

PARTIE MÉDICALE

Perméabilité nasale [illegible]

Cœur [illegible]

Poumons [illegible]

Observations [illegible]

FICHE SPORTIVE

DATES						
Culture Physique						
Rythmique						
Sports athlétiques						
Natation						
Aviron						
Football						
Hockey						
Cross Country						
Tennis						
Escrime						

VTS 4-6

ACADEMIA

Fiche physiologique et de Performances

Date et lieu de Naissance: 4 Juin 1903.

Nom et Prénoms: Hé.

Date d'entrée dans la Société: 1921

Adresse personnelle:

FICHE PHYSIOLOGIQUE

DATES	24/5/24	3/10/24				
Taille	1m56	156				
Poids	57.500	63.600				
Périmètre Mamelons	71-81	72-88				
Périmètre Sternum	72-77	73-81				
C. pulmonaire						

Constitution générale

Train supérieur

Train inférieur

PARTIE MÉDICALE

Perméabilité nasale: B

Cœur: B. π 63-115

Poumons: B.

Observations

FICHE SPORTIVE

DATES	24/5/24	3/10/24				
Culture Physique		+				
Rythmique						
Sports athlétiques	+	+				
Natation	+	+				
Boxe						
Football	+					
Hockey						
Cross Country						
Tennis						
Escrime						

Le squelette n'atteint son plein développement qu'à partir de la vingtième année. Avant cet âge, les soudures osseuses sont inachevées.

C'est ainsi que les vertèbres ne sont complètement ossifiées entre 20 et 25 ans. Les pièces supérieures du sternum entre 25 et 30. Pendant toute la première partie de la vie, jusqu'à la vingtième année, les os, encore pourvus de leur cartilage de conjugaison, sont donc relativement malléables. De plus, les muscles n'ont pas pendant toute cette période des points d'attache aussi solides qu'après la vingtième année. On évitera donc de soumettre les adolescents soit à des manœuvres de force, soit à des exercices ayant pour effet de durcir les muscles. Ces derniers, hypertrophiés par une gymnastique non méthodique peuvent dans une certaine mesure, en raison de leur développement prématuré et par le jeu de leur tonicité propre trop accrue, s'opposer à l'allongement normal des os longs et arrêter le développement de la taille.

La puberté est une période particulièrement délicate, pendant laquelle la surveillance médicale doit être attentive. L'âge moyen de la puberté est, dans notre race, entre 11 et 13 ans pour les filles. Elle met en moyenne deux ans à s'installer. Mais ses effets se font encore sentir très vivement sur la nutrition pendant trois années. Ces cinq années étendues de l'éclosion de la puberté à la réalisation de la nubilité correspondent à une période où l'éducation physique est particulièrement difficile. Au début de cette période, la jeune fille est encore une enfant au physique comme au moral. Ces tissus en voie de transformation sont le théâtre d'actes nutritifs intenses. Sa résistance est faible, sa forme musculaire n'est pas en rapport avec sa taille, sa fonction respiratoire est peu ou pas éduquée. Pendant cette phase de la vie, les exercices de force et de fonds doivent être exclus, ainsi que tous les exercices violents.

Un peu plus tard, lorsque les modifications apportées à l'organisme par la puberté apparaissent de toute part, on constate de la congestion des extrémités osseuses qui rend les articulations particulièrement fragiles. Des tiraillements et de la pesanteur péri-articulaire, des douleurs vagues dans les masses lombaires peuvent également s'observer. Enfin le système nerveux a une grande susceptibilité à la fatigue. Pendant cette période, la fonction menstruelle s'est régulièrement établie, elle est en quelque sorte le baromètre de la santé de la femme et toute modification doit être soigneusement étudiée. Cette phase de la vie est la plus importante peut-être au point de vue de l'éducation physique ; on recherchera surtout le développement de la poitrine et la régularisation des différentes fonctions physiologiques. Enfin, c'est à ce moment que les muscles se développent le plus rapidement, il faudra veiller à établir un juste équilibre, condition essentielle de la bonne statique du corps. Plus tard, c'est le plus souvent à l'occasion des épisodes de la vie génitale que les conseils du médecin seront particulièrement utiles. C'est ainsi que beaucoup de femmes croient indispensable d'interrompre tout exercice au moment des règles. Il y a là, croyons-nous, un abus, une femme normalement réglée peut et doit continuer pendant cette période la pratique des exercices qui lui sont habituels, à condition toutefois d'en user avec plus de modération et de prendre quelques précautions. C'est ainsi qu'elle évitera les exercices violents, les secousses et les efforts et d'une manière générale tous les exercices susceptibles d'amener une congestion des organes du petit bassin et par là même d'occasionner des troubles.

La grossesse doit être l'objet d'une sollicitude particulière de la part du médecin. Tout exercice violent doit être rigoureusement proscrit, car il peut déterminer la contraction utérine ou le décollement de l'œuf. Nous croyons, par contre, que pendant les six premiers mois la pratique modérée de quelques exercices ne peut qu'être favorable à l'évolution de la grossesse, car cette pratique exerce sur l'organisme de la femme la plus bienfaisante influence. Par contre, à partir du septième mois, la marche sera le seul exercice permis et pendant les deux derniers mois le repos est prescrit par la majorité des accoucheurs.

En dehors de ces directives générales qui portent sur la méthode éducative à employer, le médecin doit exercer un contrôle sur leur application.

La pratique de la culture physique et des sports ne saurait être en effet profitable que si elle est progressive, méthodique et continue. Tout excès aboutit en effet à des résultats opposés à ceux que l'on attend et il nous faut aborder ici les deux problèmes si importants de l'entraînement et de la fatigue.

Le mot entraînement dans le langage physiologique a un sens très large, il signifie la propriété générale d'un organisme de résister à la fatigue. Dans le langage sportif il s'attache plus spécialement dans l'ensemble des moyens employés pour acquérir cette forme physique.

L'entraînement provoque toujours des modifications de la nutrition générale, des changements dans les rapports qui existent entre les différents tissus de nos organes. « L'action bienfaisante sur la nutrition est triple, dit Pagès, il limite la production de ptomaïne, favorise leur emmagasinement provisoire, active leur destruction ou leur élimination ».

Les modifications des rapports des différents tissus se traduisent principalement par la disparition des excès de tissu graisseux au profit du tissu musculaire. Ce travail de résorbtion s'accompagne d'élimination des déchets, nécessitant l'intégrité des fonctions des reins, du foie, de la peau.

Le phénomène de la fatigue est extrêmement complexe. Tous les organes, toutes les fonctions et toutes les facultés de l'esprit sont atteintes à des degrés divers. La fatigue se traduit essentiellement par la diminution de l'excitabilité du muscle et par la mise en liberté de déchets : l'acide lactique, les ptomaïnes, les leucomaïnes. Enfin la déperdition d'énergie nerveuse s'ajoute à l'action toxique des déchets pour produire la fatigue.

Les moyens cliniques d'apprécier l'état d'entraînement ou de fatigue sont nombreux. La régularité et l'excellence du sommeil, la stabilité du poids sont les signes cardinaux de la bonne forme physique. L'insomnie, l'amaigrissement sont les signes de la fatigue. Mais si l'on veut estimer le degré de l'entraînement et mesurer la fatigue, il faut avoir recours à des procédés expérimentés. Les principaux sont :

L'étude des variations et du rythme respiratoire;

L'étude du rythme cardiaque, mesurable par la méthode de Marey ;

La courbe obtenue à l'ergographe ;

Enfin, plus accessoirement, nous citerons : l'examen du sens musculaire, de la fonction d'équilibre et du temps de réaction pour une excitation donnée.

Le rôle du médecin dans l'entraînement sportif est donc de première importance. Il vise principalement à régler l'intensité de l'effort, à régler sa durée pour éviter les effets de la fatigue. Une longue expérience jointe à la pratique des procédés techniques est nécessaire à sa bonne réalisation.

A côté de ce rôle de direction technique dont nous avons montré la nécessité et la complexité, c'est au médecin qu'est dévolu le rôle de régler les pratiques d'hygiène.

Tout sport, tout exercice physique devra être pratiqué dans un costume spécial. Le plus commode est la culotte de sport en toile, recouverte ou non d'une petite tunique s'arrêtant au-dessus des genoux; celle-ci est retenue à la taille par un élastique qui fait bouffer un peu le corsage. Si on ne met pas la tunique, on la remplacera par le même maillot porté par les hommes. Aux pieds, des chaussures appropriées au genre de sport : avec semelles à clous, ou de caoutchouc ou à crampons, ou des sandales ; la rythmique se fait pieds nus. Beaucoup de jeunes filles jouent au basket-ball sans chaussures ; elles prétendent être plus légères et avoir plus d'élan. On pourra porter des bas de sport en laine, retenus audessus des genoux par de petits élastiques assez lâches pour ne pas arrêter la circulation. Il sera bon d'avoir un jersey de laine pour se couvrir tout de suite après le jeu, afin d'éviter tout refroidissement. La femme, la jeune fille ne devra jamais oublier de mettre un soutien-gorge, car les fibres de ses seins ne sont pas assez résistantes pour supporter les chocs répetés. Si elle s'était exercée toute enfant, elle pourrait avoir la poitrine libre, car ses muscles seraient assez forts et développés. Pas de coiffure, la tête sera nue ; les cheveux retenus par un peigne ou un ruban. La couleur de ce costume sera blanche de préférence, parce que cette couleur est plus facilement lavable et l'uniforme du sport doit être lavé souvent, étant imprégné de sueur et de poussière. L'étoffe sera la toile ou n'importe quel autre tissu permettant une ventilation facile de la peau. Après l'exercice, il sera bon de se doucher, car la douche est le complément indispensabel du sport ; celle-ci sera froide ou chaude. Cette ablution sera suivie d'une friction au gant de crin, sèche ou à l'alcool. On réalisera ainsi un lavage et un massage de la peau, propres à en enlever la sueur et les poussières, à augmenter son aération et la circulation générale.

Chaque fois qu'il le sera possible, on exposera son corps au soleil L'héliothérapie méthodique ayant toujours donné d'excellents résultats. L'alimentation sera surveillée ; le régime en sera plutôt végétarien que carné ; des expériences ont démontré que le premier régime donnait chez les individus qui le suivaient une force et une résistance plus grandes à l'effort. On devra réserver une large part au sommeil qui est le meilleur réparateur de la fatigue. Chez les jeunes filles, on fera attention à sa durée et on ne permettra pas trop de sorties nocturnes ou de sport exagéré qui, tout en fatiguant le corps, énervent l'esprit. Un individu en bonne santé a de l'appétit, n'a pas soif et dort bien, un autre, fatigué, a soif, n'a pas d'appétit, dort mal, ce qui se traduit par :

Santé = + Appétit — Soif + Sommeil.
Fatigue = + Soif — appétit — Sommeil.

Toutes ces pratiques d'hygiène permettront l'effort dans le sport et donneront la santé dans la vie.

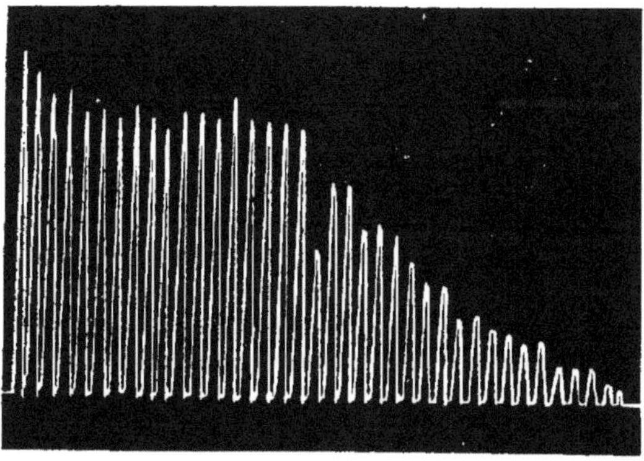

Fig. 1. — Ergogramme d'un sujet bien portant, non exercé.

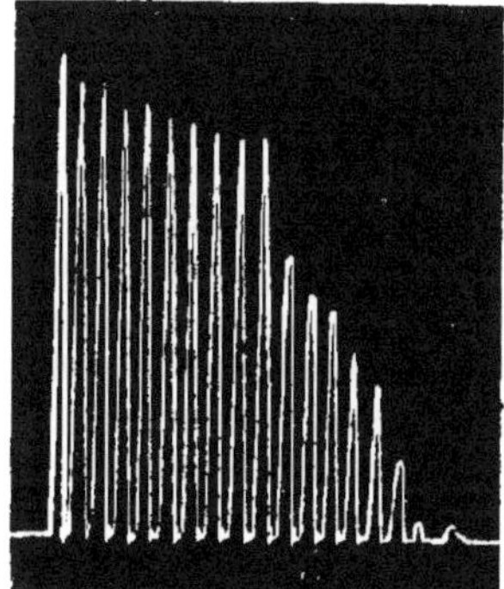

Fig. 2. — Ergogramme du même sujet qu'à la figure 1, après une course de 5.000 mètres. Fatigue attestée par la brièveté de l'ergogramme.

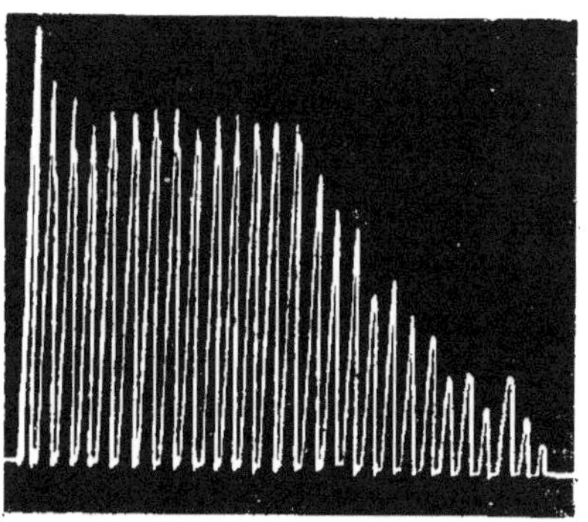

Fig. 3. — Ergogramme du même sujet qu'à la figure 2, le lendemain de la course de 5.000 mètres (plateau musculaire et descente abrégés par rapport à l'ergogramme du début ; la fatigue dure encore).

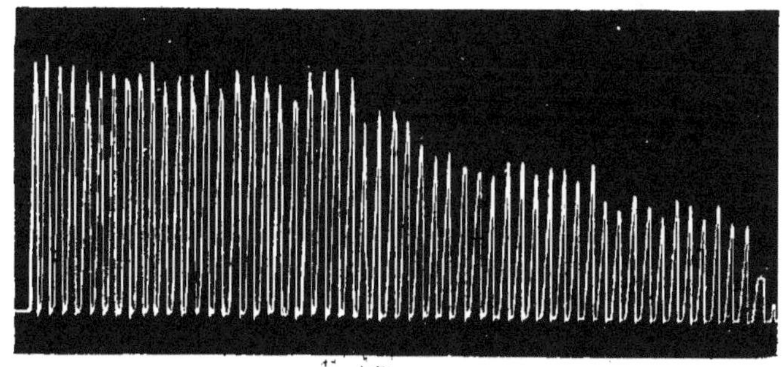

Fig. 4. — Ergogramme du même sujet qu'aux trois figures précédentes, après un entraînement régulier de trois mois. Plateau musculaire et descente plus prolongés qu'avant la période d'entraînement. Accroissement de la force musculaire et de la résistance nerveuse.

Extrait du *Manuel scientifique d'Education physique*
par le Dr M. BOIGEY.

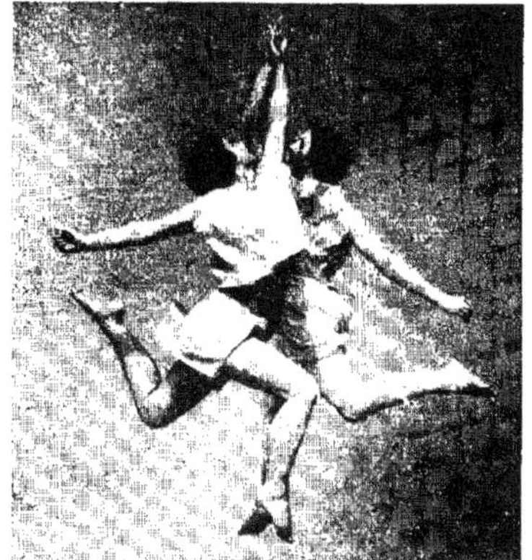

Cl. Boissonas.

DEUX RYTHMICIENNES.

Photo appartenant à M. A. Jeanneret, directeur de l'Ecole de rythmique et d'éducation corporelle.

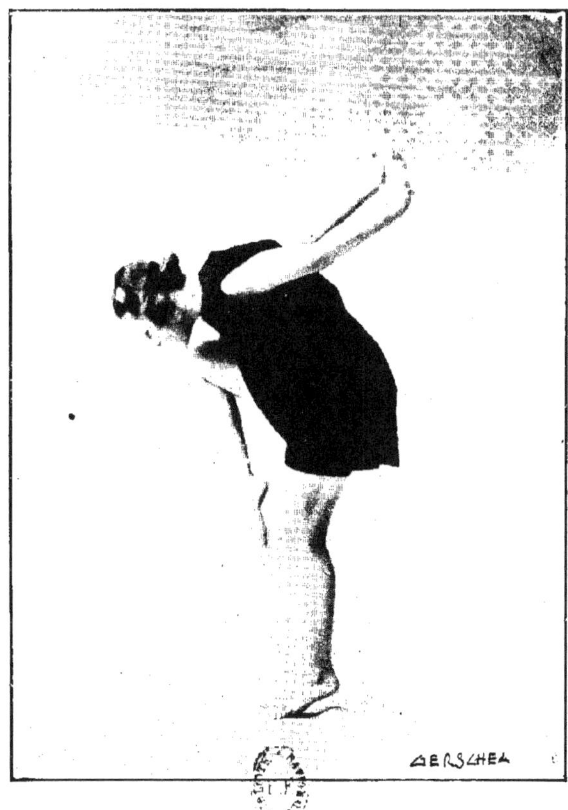

GERSCHEL

CHAPITRE VI.

RESULTATS PHYSIOLOGIQUES

Constatation d'après étude d'ensemble des fiches physiologiques et des observations médicales

La lecture des fiches physiologiques et la comparaison des résultats permettent de tirer des conclusions que nous étudierons méthodiquement à propos de chaque appareil.

Système Musculaire

L'action la plus évidente porte sur le système musculaire. Elle est facilement mesurable et s'adresse aux deux éléments de la valeur musculaire : le volume, la qualité. Le développement des masses musculaires est facilement appréciable au niveau des membres par la simple mensuration et c'est ainsi que nous avons pu relever les résultats suivants :

			après 1 mois	après 2 mois	après 6 mois
Le n° 1 a	Périmètre des bras	1° 29	1° 30	1° 30	1° 31
22 ans	au niveau	2° 25	2° 25	2° 26	2° 27
1m62	des biceps	3° 23	3° 24	3° 24	3° 25
Le n° 2 a	Périmètre du mollet	1° 36	1° 36	1° 37	1° 39
18 ans	à 15 cm. au-dessous	2° 31	2° 32	2° 32	2° 34
1m60	de l'interligne	3° 32	3° 32	3° 32	3° 33
Le n° 3 a	Périmètre	1° 58	1° 58	1° 59	1° 61
15 ans	de la cuisse à la partie	2° 52	2° 52	2° 52	2° 54
1m54	moyenne	3° 51	3° 51	3° 52	3° 52

Le développement des autres groupes musculaires est difficilement mesurable. Il est par contre facile de le constater à la simple inspection ou en comparant les photographies d'"un même individu prises avant tout entraînement ou après quelques mois d'exercice. Le développement des muscles de l'épaule et des pectoraux donne à l'épaule une ligne arrondie et un aspect d'équilibre tout à fait remarquable. Enfin le développement de la sangle musculaire abdominale est des plus net. La saillie des grands droits à peine visible au repos s'accentue nettement par l'effort.

L'influence bienfaisante de l'exercice sur le muscle ne se traduit pas uniquement par l'augmentation de volume de celui-ci et l'ergogramme permet de mesurer pour un même volume la résistance différente à la fatigue. Les quatre ergogrammes ci-joints dus à l'amabilité du Docteur Boigey expriment clairement cette augmentation de résistance de la fibre musculaire.

L'ensemble de ces résultats se traduira par une augmentation générale de la valeur musculaire du sujet facilement appréciable au dynamomètre. L'augmentation de la force physique est peut-être plus rapide chez la femme que chez l'homme. Cette rapidité d'accroissement est variable suivant les cas, mais l'ensemble des résultats que nous avons pu observer nous a amenés à tirer les conclusions suivantes : L'accroissement de la force physique se fait très rapidement pendant les trois premiers mois d'exercice; elle croît moins vite à partir du 3ᵉ mois jusqu'au 6ᵉ où elle semble se stabiliser. A partir de ce moment, la force intrinsèque ne peut être que très difficilement augmentée, seule la forme musculaire, état passager, d'ailleurs, permet d'obtenir un meilleur rendement.

Appareil respiratoire

L'action de l'exercice sur l'appareil respiratoire est également facilement appréciable.

Le nombre de femmes qui respirent mal parce qu'elles ne savent pas respirer, est extrêmement grand. La femme, en général, respire incomplètement, insuffisamment, et sa respiration a le plus souvent le type costal supérieur.

Le premier effet de l'éducation physique est d'apprendre à respirer. La respiration doit être nasale et développer le thorax suivant tous ses diamètres, c'est-à-dire être à la fois costal et diaphragmatique, sauf en certains cas très particuliers tels la grossesse où l'incursion diaphramatique se trouve très réduite.

« La respiration vraie pendant la culture physique est obligatoirement nasale, dit le Docteur Bellin du Coteau, et il ajoute : Nous attachons à ce principe une importance si considérable que nous estimons que c'est sans doute à la rééducation respiratoire que revient la plupart des bénéfices que les sujets tirent de la culture physique. Hors la respiration nasale, point de salut, point de résultat ».

Enfin, ainsi que Castaigne et Paillard le rappelaient récemment, le mauvais fonctionnement du diaphragme est une des formes cliniques du mauvais fonctionnement des poumons. Au lieu d'avoir aux rayons X une course de 2 à 5 cm. qui équivaut à la hauteur de 1 à 2 1/2 espaces intercostaux, le diaphragme paresseux ramène sa course de 1/2 à 1 cm. (Journal de Physiothérapie, novembre 1923, Presse Médicale, 1904).

Nous avons pu réunir deux observations de ce genre. L'une a trait à une jeune fille de 18 ans dont la radioscopie fut faite à l'occasion d'une lésion cardiaque soupçonnée. L'incursion de son diaphragme était fort réduite et n'excédait pas 1 cm. à 1 cm 1/2 dans la respiration normale. Après trois mois de culture physique, nous avons pu revoir cette même jeune fille et mesurer l'incursion de son diaphragme. Elle était en moyenne de 2,5 cm. à 3 cm.

L'autre a trait à une fillette de 14 ans qui avait fait une pneumonie et dont l'incursion diaphragmatique était également extrêmement réduite. Après 6 mois de culture physique et plus particulièrement de gymnastique Suédoise, l'incursion diaphragmatique était devenue parfaitement normale.

La dilatation thoracique est aisément mesurable à condition toutefois de prendre des repères fixes. Nous donnons ci-joint la reproduction des différents résultats que nous avons pu recueillir.

La simple lecture de ce résultat de la comparaison des fiches physiologiques montre d'une part une augmentation du périmètre ce qui traduit plus spécialement une augmentation de la capacité respiratoire. D'autres moyens de contrôle nous ont permis de confirmer ces résultats. C'est ainsi que nous avons pu recueillir un certain nombre d'inspirations dans lesquelles l'exercice méthodique avait amené une augmentation notable de la capacité respiratoire. Cette augmentation est, dans le cas le moins favorable, de 50 cm^3 en expiration et de 100 cm^3 en inspiration forcée. Dans le cas le plus favorable, elle est de 100 cm^3 en expiration et de 300 cm^3 en inspiration forcée. Ces résultats ont été obtenus après trois mois d'entraînement et entre ces cas extrêmes s'étagent toute une série d'intermédiaires.

Nous signalerons enfin la régularisation du rythme respiratoire. L'essouflement se produit chez un sujet non entraîné à l'occasion de l'effort le plus minime. Chez le sujet entraîné, la stabilisation du rythme est un des résultats les plus facilement appréciables. En résumé, le développement et la régularisation de la fonction respiratoire sont parmi les résultats les plus immédiats et les plus facilement mesurables de la culture physique. Leur importance est d'autant plus grande qu'ils retentissent sur les autres fonctions et la nutrition en général.

Appareil Circulatoire

L'appareil circulatoire est étroitement lié à la fonction respiratoire. « L'action cardio-vasculaire de l'exercice musculaire, dit Martinet, est tout d'abord, qu'il facilite la circulation veineuse de retour en drainant le sang veineux et les humeurs interstitielles stagnant par la sédentarité. C'est ensuite qu'il entraîne le muscle cardiaque et le tonifie par la vigueur et la fréquence des systoles. L'hypertrophie fonctionnelle du cœur se produit ensuite sous l'influence de l'exercice régulier comme se produit l'hypertrophie de tout muscle qui travaille ».

Pour étudier les résultats de la culture physique sur l'appareil cardio-vasculaire, nous avons à notre disposition deux ordres de mesures facilement réalisables ; c'est d'une part l'étude de la tension artérielle c'est d'autre part, l'étude des modifications du rythme cardiaque que l'on peut apprécier par la fréquence du pouls ou enregistrer par la méthode graphique de Marey.

L'étude de la tension artérielle nous a donné une série de résultats que nous reproduisons ci-dessous. La tension artérielle a été prise au Pachon pour mesurer l'indice oscillométrique et la tension maxima a été contrôlée par la méthode oscultatoire.

MESURE DES MODIFICATIONS DE LA T.A.
AU PACHON

		après 1 mois	après 2 mois	après 6 mois
	T mx 14	T mx 15	T mx 15	T mx 16
Jeune fille, 18 ans	T mn 8	T mn 8	T mn 8	T mn 9
	Ind. 3	Ind. 4	Ind. 4	Ind. 5
	T mx 13	T mx 13	T mx 14	T mx 15
Jeune fille, 16 ans	T mn 8	T mn 8	T mn 8	T mn 8
	Ind. 3	Ind. 4	Ind. 4	Ind. 4
	T mx 16	T mx 16	T mx 16	T mx 16
	T mn 9	T mn 8	T mn 8	T mn 8
	Ind. 4	Ind. 5	Ind. 5	Ind. 6

L'influence sur la tension artérielle est donc variable. Néanmoins, il semble qu'il y ait une légère augmentation de la tension minima et une augmentation plus sensible de la tension maxima. L'exercice aurait donc comme résultat assez constant d'augmenter la tension différentielle ; enfin, dans tous les cas, il y a une augmentation très nette de l'indice oscillométrique.

Les modifications du rythme cardiaque apportées par l'exercice méthodique consistent essentiellement par la diminution de l'accélération du rythme cardiaque pour un exercice déterminé. Nous avons pu recueillir plusieurs observations prises de la façon suivante.

Chez cinq jeunes filles d'âges différents et non entraînées, nous avons mesuré au repos le nombre de pulsations à la minute. Il était en moyenne de 68 à 75. Nous avons fait ensuite faire une course de 60 mètres et nous avons mesuré à nouveau le nombre des pulsations à la minute. Il était respectivement de 100 et 120.

Nous avons répété la même expérience après trois mois d'entraînement général et nous avons pu observer qu'après la même course de 60 mètres, le nombre de pulsations était respectivement de 80 et 90.

La simple lecture des chiffres montre donc une très notable diminution de l'accélération du cœur pour le même effort.

Appareil Digestif et Nutrition

La pratique des sports se traduit presque immédiatement par une action des plus bienfaisantes sur l'appareil digestif. L'appétit souvent paresseux devient au contraire vif et régulier. Les fonctions digestives se régularisent, les malaises, les sensations de pesanteur, si fréquentes chez la femme, disparaissent en général assez rapidement, mais c'est surtout sur la fonction intestinale que la pratique de la culture physique peut avoir une influence manifeste. La constipation est un mal extrêmement fréquent chez la femme. Elle entraîne la résorption de produits toxiques et tient sous sa dépendance une foule de malaises rebelles aux traitements habituels. L'exercice musculaire méthodique, les mouvements du tronc sur le bassin, les mouvements de torsion vont réaliser un massage physiologique qui réveillera le péristaltisme intestinal. Enfin, le développement de la sangle musculaire abdominale est le meilleur moyen d'éviter la ptose des viscères. Nous avons déjà montré les multiples conséquences qu'entraînait cette ptose et nous croyons que chez la femme la culture physique doit s'occuper spécialement de cette question sur laquelle son action est indubitable.

Nous avons interrogé un certain nombre de jeunes filles sur ce sujet. Elles pratiquaient le sport depuis un an environ. Leurs avis sont unanimes ; toutes reconnaissent une augmentation de l'appétit et une régularisation des fonctions digestives.

L'action sur la nutrition lui est parallèle. L'exercice rétablit l'équilibre entre l'assimilation et la désassimilation. Chez les pléthoriques, chez les obèses, il augmente la déassimilation. Chez les maigres, il augmente l'intensité des échanges et par là-même l'assimilation. Nous avons pu recueillir un certain nombre d'observations assez concluantes à ce sujet. C'est ainsi que chez deux jeunes filles obèses qui pesaient respectivement 70 et 72 kilos pour une taille ne dépassant pas 1 m. 62, l'exercice sans adjonction d'aucune médication a pu ramener leur poids au bout de 6 mois à 60 et 65 kilos. De même nous avons pu observer deux jeunes filles de 18 et 20 ans dans un état de maigreur tout à fait accentué. En 6 mois d'exercice, leur poids fut augmenté de 8 kilos dans un cas et de 10 dans l'autre.

Appareil génital

L'action de l'exercice méthodique se traduit également par une régularisation de la fonction menstruelle. Nous avons pu recueillir à ce sujet plusieurs observations, nous citons ci-dessous les plus typiques.

J. B., 18 ans. — Souffrait de douleurs au moment des règles qui étaient irrégulières et peu abondantes. Après 6 mois de sports, les règles sont devenues plus abondantes, les douleurs ont disparu.

Mlle J. F., 32 ans. — Réglée très irrégulièrement. Après 2 mois de culture physique, amélioration sensible ; puis repos et réapparition immédiate des troubles. Reprise de la culture physique disparition définitive des troubles.

Cette régularisation des règles portant à la fois sur la date de l'apparition, sur leur durée, sur leur abondance, est donc extrêmement nette. Si au cours de la pratique des sports on observe des troubles de cette fonction, c'est qu'il y a eu excès et il faudra en rechercher la cause.

Système nerveux

Sur le système nerveux, l'action de l'exercice méthodique est complexe mais indéniable. Cette action se fait sentir sur les différents éléments aussi bien sur le système nerveux central que sur le système périphérique et que sur le Sympathique. « Pour comprendre cette action, dit Martiney, il faut se rappeler que si le système musculaire semble séparé anatomiquement du système nerveux, physiologiquement il lui est étroitement uni. Ici l'élément physiologique est neuro-musculaire. La cellule motrice qui se termine dans la fibre musculaire par la plaque de Deiters, est fonctionnellement unie au muscle. C'est la cellule primitive de Kleinnenberg qui possède un pôle nerveux d'excitation et un pôle musculaire de contraction. Le travail musculaire détermine une action nutritive favorable sur la cellule nerveuse dont l'expression physique et physiologique est la tonicité de l'appareil nerveux tout entier. Aussi, l'entraînement musculaire est-il en réalité un entraînement neuro-musculaire. D'autre part, un meilleur fonctionnement nerveux entraîne l'amélioration de fonctions glandulaires et celles-ci sont elles-mêmes régulatrices du système nerveux ».

L'exercice agit aussi sur le système nerveux périphérique et l'entraînement permet de diminuer notablement le temps d'action pour l'excitation donnée. Il faut enfin noter l'action sur le sympathique et sur les fonctions sensorielles que l'on doit spécialement s'attacher à développer chez l'enfant. On peut donc conclure que dans la pratique, l'exercice musculaire est un excellent curateur de la dépression nerveuse et de l'asthénie que l'on observe si souvent chez la femme.

SPORT ET PUERPUÉRALITÉ

L'étude de la pratique sportive sur les différentes fonctions physiologiques ne saurait être complète si elle n'envisageait le problème de la puerpuéralité. Cette question est d'un intérêt tout particulier, aussi avons-nous fait tous nos efforts pour réunir le plus possible de documents. Malgré ces efforts, malgré l'appui que nous avons trouvé auprès de nos amis spécialisés dans cette branche de la médecine, nous n'avons pu réunir d'observations complètes. Cela tient essentiellement à ce que, d'une part le contrôle médical des pratiques sportives est de date récente et aussi à ce que la plupart des jeunes filles sportives dont il nous était possible d'avoir les fiches physiologiques ont abandonné plus ou moins complètement ce milieu, lorsqu'elles se sont mariées et qu'il nous a été impossible, par conséquent, d'avoir sur elles les renseignements nécessaires.

Certains ont affirmé que le développement excessif des muscles du périné créait, au cours de l'accouchement, une véritable dystocie molle s'opposant à la progression de l'enfant et pouvant même nécessiter des manœuvres obstétricales. Pour avoir sur ce sujet un avis documenté, nous avons eu recours à l'expérience d'un de nos amis accoucheur. « J'ai pu suivre, nous a-t-il dit, l'évolution de la grossesse chez plusieurs femmes habituées à la pratique des sports, en particulier chez deux artistes chorégraphiques. Pendant la grossesse les déformations de l'abdomen sont moins marquées. L'encellure lombaire moins prononcée ce qui tient invraisemblablement à la tonicité particulière de la sangle musculaire abdominale. Le travail semble également favorisé par l'exercice et l'entraînement physique. C'est ainsi que sa durée et son évolution nous semblent notablement raccourcies.

Les contractions utérines ne semblent pas devoir être influencées par la pratique de l'exercice. Par contre, la vigueur des poussées peut être notablement accrue par le développement du diaphragme et de la paroi musculaire abdominale. De plus, les tissus du périné participent au développement général de l'appareil musculaire et il semble qu'ils aient une souplesse particulière qui, malgré l'augmentation de tonicité de ces muscles, évite les accidents que l'on observe à la suite de son défaut d'extensibilité. Enfin l'évolution du poste partum est particulièrement favorable. L'involution utérine se fait bien, les tissus reprennent rapidement leur souplesse et leur tonicité normales.

Quant à l'enfant, son développement est étroitement fonction de la santé du père et plus encore de la mère. Il semble recueillir le bienfait du développement de celle-ci ; son poids est normal, ses chairs sont roses, fermes ; la mortalité infantile immédiate est très notablement diminuée.

CHAPITRE VII

INFLUENCE SUR LA PLASTIQUE GÉNÉRALE DE LA FEMME

(PHYSIQUE DE NOS JOURS ET ANTIQUE)

Les résultats physiologiques que nous venons d'étudier ont montré l'action bienfaisante du sport sur les différentes fonctions organiques. Mais en dehors de ces résultats, il nous faut aussi envisager le côté plastique de la culture physique sur le corps de la femme. La conservation de la beauté, de la jeunesse sont, en effet, des arguments sensibles à la femme chez qui le souci de plaire est toujours très vif. Cette action bienfaisante se fait sentir à la fois sur les détails et sur l'attitude générale.

La pratique courante de l'hygiène et de l'hydrothérapie a sur la peau une action qui se traduit essentiellement par une régularisation de la circulation qui évitera les infiltrations graisseuses qui donnent lieu à l'empâtement du menton et de la ligne du cou qui déforment si souvent le profil de nos contemporaines. La peau elle-même aura un coloris et une fraîcheur toute particulière. Les rides apparaîtront plus tardivement si les pratiques d'hygiène ont développé les fonctions cutanées. L'ensemble du visage prend un air de santé, de jeunesse, exprimant un bien-être et une joie de vivre, dont le charme rayonne à l'entour.

Le développement harmonieux des muscles de la ceinture thoracique donnera aux épaules, si souvent tombantes ou trop hautes, un aspect de plein et d'équilibre donnant au décolleté une beauté particulière. La ligne du dos dépend en grande partie du développement des muscles insérés à l'omoplate, antagonisme des pectoraux. « Si l'omoplate n'est pas constamment fixée contre le thorax et soulevée par la tonicité des masses musculaires qui s'y insèrent, elle sera abaissée, son bord interne se détachera du thorax et son angle inférieur fera saillie sous la peau. Les enfants présentent cette déformation due à l'atrophie des trapèzes et des rhomboïdes, l'omoplate se détache du thorax en forme d'aile et l'on peut passer les doigts entre les côtes et la fosse sous-scapulaire ». (Dumény.) L'équilibre entre ces différents groupes musculaires évitera l'attitude misérable de certaines femmes qui s'en vont le dos rond, la poitrine rentrée, le ventre en avant. M. Fernand Vandérem dit dans un de ses articles : « Vous n'ignorez d'ailleurs pas combien la ligne de nos jolies contemporaines est en contradiction avec cette plastique (statues antiques) et quel défi constant elle lance aux efforts de la culture physique. Quand tant de parents se ruinent en leçons de gymnastique pour assurer à leur progéniture des épaules effacées, une colonne verté-

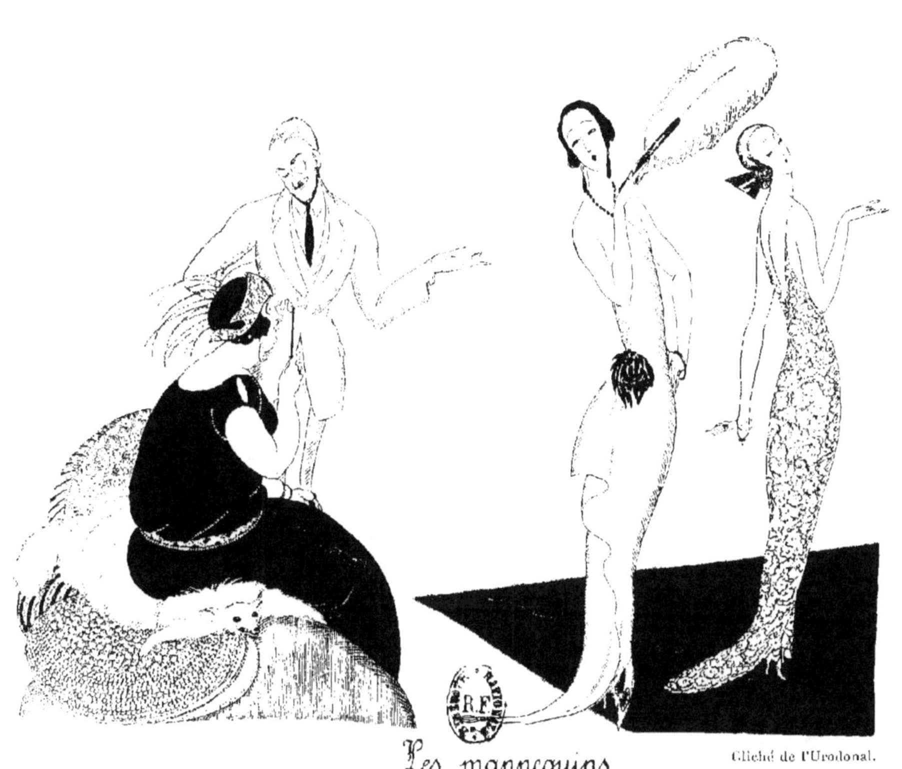

Les mannequins

Cliché de l'Urodonal.

Idéal féminin en 1923.

brale impécable de rigidité, un port altier de la tête et du cou, à peine entrées dans le monde et libérées de l'obéissance enfantine toutes ces jeunes filles et ces jeunes femmes s'incurvent brusquement, tête basse, col infléchi, épaules repliées, dos voûté, abdomen projeté en avant et, par les plus radieux soleils, s'en vont toute ratatinées comme sous une mystérieuse bise. Ajoutez les échasses de leurs talons et les restrictions de leur jupe qui les condamnent aux pas menus des Chinoises, à voir déambuler si péniblement ces créatures, pleines de jeunesse, de santé et de force, vous croiriez à des convalescentes. »

Quant aux seins, ils trouveront dans le développement des grands pectoraux un appui solide.

Le muscle aréolaire annexé à la peau est formé de fibres circulaires et de fibres radiées s'étendant les unes presque à la base du mamelon où elles s'entrelacent avec les canaux excréteurs, les autres ont une direction perpendiculaire aux précédentes. Les fibres seront fortes et résistantes si elles participent aux mouvements d'entraînement de l'épaule et du bras.

Le développement de la ceinture musculaire abdominale s'opposera aux déformations si fréquentes du ventre et la ligne de celui-ci se rapprochera de celle des statues antiques où se dessine nettement la saillie légère des muscles grands droits et l'on évitera ainsi l'aspect si disgracieux du ventre ptosé, dont la peau infiltrée de graisse, s'étale dans la position couchée, pour tomber en tablier sur la racine des cuisses en position verticale. Sans aller si loin, il est extrêmement fréquent d'observer des ventres ballonnés ou légèrement ptosés qui nécessitent l'usage d'un corset. Voici une lettre de Mme Dolle, directrice de l'Ecole normale de jeunes filles de Pau : « Les élèves qui ont les épaules plus effacées, la poitrine plus développée, la taille la plus droite, appartiennent à la troisième année (ayant fait de la culture physique). Cessation volontaire du port du corset, l'attitude est restée cependant si ferme, si droite, le maintien si correct que nous-mêmes, dit la directrice, nous avons ignoré ce changement de toilette intime. Nos élèves s'en passent admirablement. » (Livre du docteur Philippe Tissié.)

Le développement des muscles des membres donnera à ceux-ci une forme bien plus harmonieuse que les bras maigres, les mollets atrophiés que l'on voit si souvent. Le muscle remplacera la graisse absente ou fera disparaître l'abondance de celle-ci.

De cet ensemble de détails, la femme acquerra une silhouette semblable à celle des Vénus ou des Dianes qui, tout en ayant des formes arrondies, étaient musclées, cependant tout le monde s'accorde à les trouver très belles.

CHAPITRE VIII

INFLUENCE MORALE ET SOCIALE

« Mais l'être humain n'est pas seulement un tube digestif, un poumon, c'est aussi un cerveau ». On a souvent parlé de l'influence du physique sur le moral et l'on a toujours conclu aux rapports étroits et à la réciprocité de l'influence de l'un sur l'autre. Le vieil adage : *Mens sana in corpore sano* l'avait déjà énoncé depuis longtemps.

Chez tous les individus ayant pratiqué les exercices physiques on trouve un besoin d'effort, une volonté plus grande. La femme, portée naturellement à la mollesse et au besoin de tutelle, se trouve désorientée si elle est seule et a des responsabilités. Chez les jeunes filles qui travaillent intellectuellement ou autres on remarque que la pratique du sport leur donne une activité pus grande, une joie au travail qu'elles n'avaient pas toujours. M. le docteur Tissié, dans son livre : « Education physique de la race », dit que chez les élèves de troisième année de l'Ecole supérieure des filles on trouve une grande activité de l'esprit au moment des examens de fin d'année, malgré la chaleur déprimante des mois de juin et juillet. « Il n'y a pas à en douter, constate la directrice, la gymnastique rationnelle ne fortifie pas seulement les muscles, elle agit encore sur l'énergie humaine, elle est pour ainsi dire une école de volonté, elle oblige en effet à lutter contre la loi très naturelle du moindre effort.

Les idées sont plus nettes, plus précises, les productions intellectuelles plus pondérées, plus calmes et d'une portée plus pratique, car le repos exalte l'excitabilité nerveuse, entraîne de la fatigue, de l'insomnie, toutes choses qui laissent leurs traces dans le caractère et dans les productions de l'esprit. L'exercice, en augmentant les effets nutritifs, apporte au cerveau un sang plus riche et facilite l'élimination des déchets. Meilleur est le fonctionnement, l'état intellectuel est donc calme, égal et d'une sensibilité moindre. De plus, les organes des sens affinés et éduqués apportent au cerveau une aide précieuse. Tous les hommes d'affaires ou d'étude sont heureux de faire chaque soir de la culture physique ou du sport ; ils y trouvent un rafraîchissement. La vie des femmes tend à se rapprocher de celle de l'homme, elle en aura les mêmes fatigues, et la vie mondaine et familiale demandent aussi leur délassement.

Par la pratique des jeux on gagne l'habitude d'obéir et de se plier aux ordres d'un chef. L'initiative n'en est pour cela pas abolie, au contraire elle est stimulée. La grande pratique de ces jeux d'ensemble retentit dans la vie privée. « Le coup défendu » sera évité aussi bien au sport que dans la vie ; on y gagnera un peu de droiture. « Les vices de l'âme tiennent à ceux du corps et la faiblesse physique engendre la faiblesse morale. Plus le corps est faible, plus il commande ; plus il est fort, plus il obéit ; un bon serviteur doit être robuste. » (J.-J. Rousseau.)

On ne peut concevoir la sensation de bien-être qui vous envahit après un exercice physique et une bonne douche. Ceux qui ne l'ont pas connue ont perdu un grand bonheur ; celui-ci éclate au dehors en joie et gaîté. Cette dernière qualité n'est-elle pas fort prisée chez la femme. Etre gai c'est s'épanouir et communiquer aux autres un peu de votre vie. La gaîté ne peut aller sans la santé ; les enfants malades ne rient pas. Une femme gaie anime la maison, elle en fait un endroit agréable, où son mari et ses enfants aimeront à se retrouver.

La triple influence physiologique, physique et morale donnera une sensation nouvelle : « La connaissance du corps ». Connaître son corps est un sentiment inconnu à beaucoup. « la guenille ne les intéressant pas ». Les femmes trouveront suffisant d'avoir une jolie figure, elles l'étudient, la soigne, la farde, mais elles négligent leur corps. Du jeu plus aisé de ses muscles, de leur vitalité, de leur adresse naîtra chez la femme un sentiment infini. Elle sentira qu'elle est un être vivant, une belle machine, aux rouages multiples et savants. Dès lors, elle regardera les progrès de son être vers la perfection et continuera à lui donner son aliment, c'est-à-dire les mouvements disciplinés et dosés pour prolonger et ne pas perdre cette sensation de légèreté, de souplesse, d'aisance et de bon fonctionnement que lui donnera son corps. Mais, en même temps, surgira autre chose, c'est l'intuition très nette de liberté. Libérée de toute gêne vestimentaire et corporelle, respirant largement, aisément, sentant son être vivre, sa force, sa beauté, la femme se sentira libre, fière.

Dans les pays orientaux, on enferme, dès sa puberté, la petite fille dans les harems, on ne lui apprend pas à lire et surtout on la condamne à l'immobilité. Ces femmes ont pour tout sport la danse ; c'est leur seule activité physique, aussi sont-elles grasses et se fanent vite, en même temps elles ne rêvent pas de liberté, elles ne l'ont, il est vrai, jamais connue, mais elles n'en ont pas le besoin physique, leur corps est trop lourd ; elles le soigne, le couvre de parfums et d'huiles, mais n'en connaissent pas le jeu musculaire.

Se rapprochant par le physique de la femme normale, l'influence se fera sentir sur le moral. La vie actuelle est excitante, morbide et la jeune fille, comme dans toutes les sociétés modernes civilisées, se marie tard. Or, l'éveil des sens se fait de bonne heure, il faut donc lui donner un dérivatif lui permettant d'attendre sainement le mariage. Cet élément c'est le sport, mais le sport fait régulièrement, méthodiquement et le plus souvent possible en plein air, non pas la danse dans des locaux fermés, mal aérés. Nous ne sommes pas contraire à la danse, mais beaucoup de jeunes filles ou de mamans répondent, quand on leur demande si leurs filles font de la culture physique : « Oh ! non, mais elle prend beaucoup d'exercice, elle danse tellement ! » La jeune fille moderne en éduquant son corps, en le connaissant, l'aimera et comprendra quel don réel elle fait à l'homme lorsqu'elle se marie. Elle aura de par là même une compréhension plus saine de la vie conjugale, elle aimera son mari et acceptera moins le mariage d'affaires. Le mariage sera donc plus sérieux. Sachant ce qu'est la beauté corporelle, elle la recherchera dans son compagnon et désirera avoir des enfants, car elle sera pleine de force et de santé.

OBSTACLES CONTRE LE DÉVELOPPEMENT CORPOREL DE LA FEMME

Mais pour arriver à ces résultats, que d'obstacles, que de résistance, que de préjugés, que de mollesse à vaincre. La plus grande ennemie du sport féminin est en premier lieu la femme. Sans muscles, elle trouve horrible l'idée d'en avoir, car elle confond l'esthétique avec les boursouflures musculaires des lutteuses et des acrobates de cirque. De plus, elle se sait maladroite et, comme elle est orgueilleuse, elle ne veut pas montrer sa faiblesse. Bien souvent aussi, on confond faire du sport avec athlétisme et l'on croit que pratiquer l'exercice physique, c'est devenir un champion. Ce n'est pas du tout cela, on ne demande pas aux femmes de faire des championnats, on leur demande simplement de ne pas laisser s'atrophier leurs muscles, de devenir plus agiles, plus gracieuses dans leurs attitudes, de remédier à la vie sédentaire ou aux fatigues de leur vie de jeunes filles et de femmes. Si elle consent enfin à se rendre compte des bienfaits de l'éducation physique, il faut la persuader de persévérer dans son effort, car, au début, les résultats ne seront pas très brillants. La femme sera étonnée de sa faiblesse, puis, peu à peu, quand elle se sentira un peu plus forte, elle aimera ses exercices et les fera avec plaisir. Ce qu'il faut, c'est varier cette éducation corporelle. Nous avons vu que les jeux et les sports bons à être pratiqués par la femme sont assez nombreux pour qu'on puisse choisir et beaucoup de jeunes femmes, qui étaient contraires à ces exercices, y ont trouvé un tel plaisir qu'elles y sont devenues fort assidues.

Mais il n'y a pas que la femme, il y a l'homme qui, dès qu'on empiète sur ce qui, jusqu'ici, avait été sa propriété exclusive, devient hargneux et oppose une résistance. Il reproche à la femme sportive de vouloir s'hommassier, de vouloir perdre toute grâce, toute élégance. Mais cela est dans la nature, et le sport ne saurait y apporter qu'un élément de mieux en apprenant aux femmes à sauter, à marcher, à nager. Il est vrai que certaines femmes ont exagéré l'allure sportive et se sont adonnées entièrement aux exercices du corps en négligeant l'esprit, ce qui fait dire à la foule que ces femmes n'ont plus de sensibilité, plus de grâce, en un mot qu'elles ne sont plus femmes. Elle a raison quand il s'agit de ces sujets, mais la très grande majorité des sportives sait être féminine. Et puis, et surtout, il faut secouer la mollesse la nonchalence, le non-vouloir des foules devant une chose nouvelle. Combien de jeunes filles ou de jeunes femmes, qui n'ont rien de spécial à faire, qui n'ont que leur vie mondaine, disent : « Je n'ai pas le temps ». Cette phrase qu'on entend si souvent est

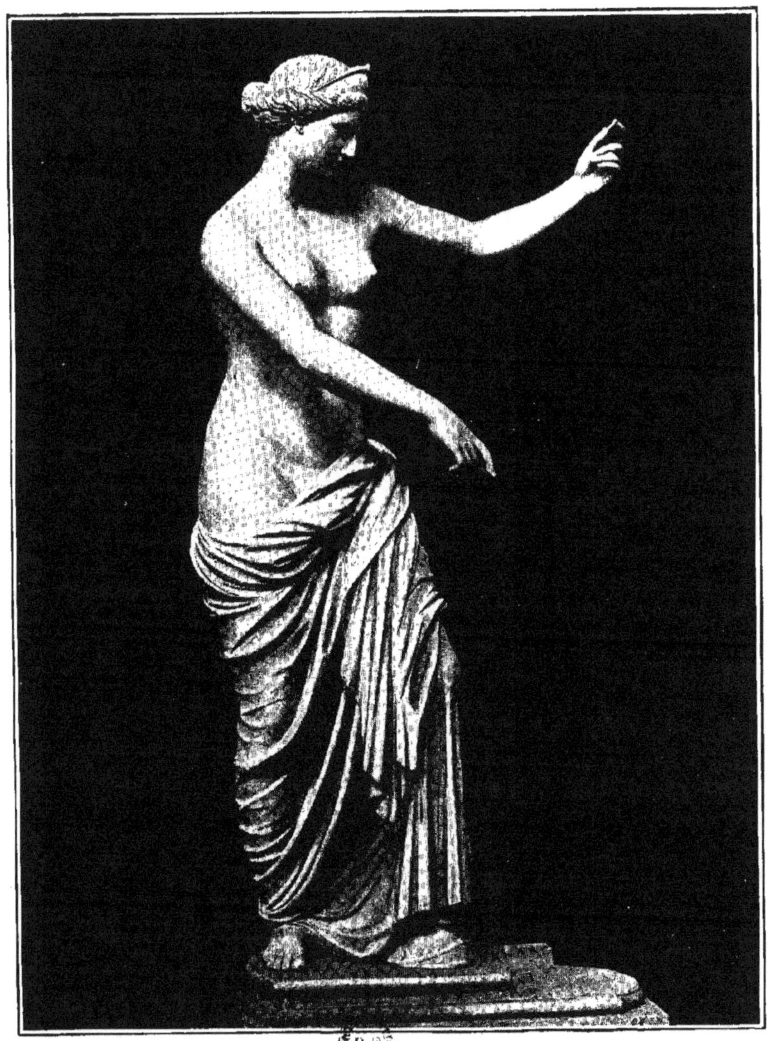

VENUS.

Photo Alinari.

Musée National, - Naples.

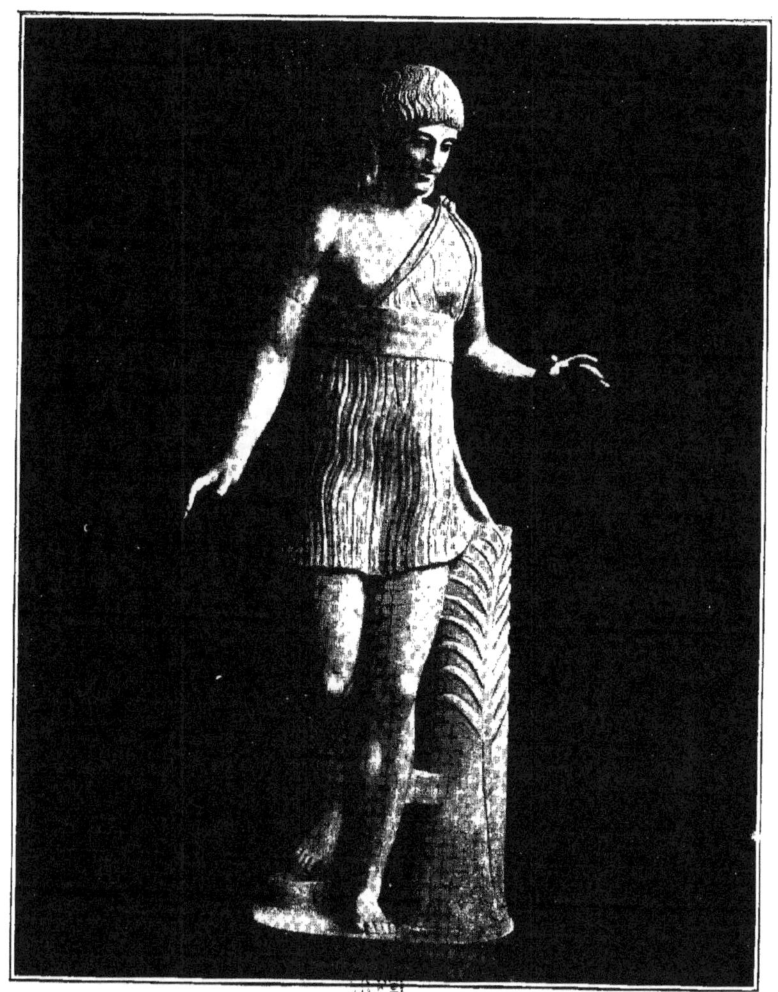

Photo Anderson.

COUREUSE DES JEUX OLYMPIQUES.

Musée du Vatican. – Rome.

ici tout à fait néfaste, car elle préfère au sain entraînement un thé ou un dancing. Pour la petite fille on trouvera que son programme scolaire est assez chargé pour ne pas aller lui adjoindre des fatigues supplémentaires. Ce mot fatigue sert d'argument à tous ceux à qui on propose la culture physique et qui la refusent. Les plus cérébraux d'entre eux paraissent étonnés qu'on veuille faire place dans leur vie à une fatigue nouvelle qui s'ajoutera aux autres. Tout être a besoin d'un entraînement physique minimum, d'une fatigue dynamique, réglée, dosée pour l'ensemble de son corps. Aucune de nos activités modernes spécialisées, même les plus fatigantes, n'y pourvoient dans le sens nécessaire quoiqu'en puisse penser la majorité des gens. Une certaine fatigue corporelle est nécessaire pour faciliter les échanges organiques : assimilation et désassimilation.

L'ensemble de tous les muscles, de toutes les articulations, l'appareil pulmonaire doivent travailler, être maintenus dans un état d'entraînement continuel. Ce n'est pas là ajouter une fatigue à une autre ; la fatigue par le mouvement réglé corrige et combat la fatigue cérébrale. Seul un travail physique procure un repos, un sommeil effectifs (à effet total), car il y a de nombreuses variantes de sommeil. Enfin, argument qui était vrai dans une certaine mesure c'est le « où aller », car il n'y avait pas ou presque pas d'organisations féminines de sport et de culture physique. Peu à peu il se forme de nouvelles associations et, aujourd'hui, toute jeune fille, toute femme soucieuse de développer son corps, peut trouver un enseignement.

CONCLUSIONS

« L'humanité s'en va par le cerveau, elle peut se régénérer par le muscle. »

FONSAGRIVES.

1° La pratique de la culture physique et des sports est nécessaire à la femme pour lutter contre les inconvénients de la vie sédentaire.

2° Elle doit être pratiquée à tout âge et sous le contrôle médical.

3° Les jeux constituent dans l'enfance l'essentiel de l'exercice corporel. Plus tard on leur adjoindra une méthode rationnelle de culture physique. La pratique des sports n'est que le complément et doit être réservée aux sujets suffisamment éduqués au point de vue corporel.

4° Les pratiques d'hygiène ont une égale importance : le plein air, l'alimentation rationnelle, l'hydrothérapie en sont les éléments principaux.

5° La cuture physique féminine s'est considérablement développée, mais il reste sur ce point beaucoup à faire. Il serait nécessaire que les pouvoirs publics assurent sa généralisation d'une façon plus rationnelle et efficace dans les écoles et lycées de jeunes filles. On pourrait, enfin, créer, à titre d'encouragement, des concours récompensant non seulement les meilleurs records, mais les meilleurs résultats physiologiques contrôlables par les fiches.

6° Les conséquences de la pratique des sports et de l'hygiène sont une amélioration de la femme au point de vue physique, esthétique et moral.

7° La pratique de la culture physique méthodique et rationnelle permettra à la femme de remplir son rôle social. Les problèmes de la diminution de la natalité et de l'augmentation de la mortalité infantile sont étroitement liés à cette question, car le corps de l'athlète, « avant d'être considéré comme le produit de telle ou telle méthode, doit être considéré comme le produit materno-paternel. Son évolution est avant tout fonction de son potentiel vital. »

BIBLIOGRAPHIE

Docteur Belin du Coteau : Education physique obligatoire nationale.

Docteur Maurice Boigey : Manuel scientifique d'Education physique.

Docteur Daujon : L'Education physique de la femme. (Congrès international d'éducation physique, Mars 1913.)

Demeny : Les bases scientifiques de l'Education physique. Education physique de la jeune fille.

Docteur Girard Mangin (Mme) : La part de gymnastique, des jeux et du travail manuel dans l'Enseignement secondaire des filles. (Congrès, Mars 1913.)

Hébert (Lt) : Muscle et beauté plastique.

Docteur René Ledent : L'Education physique.

Muller : Mon système chez la femme.

Docteur Philippe Tissié : Education physique de la Race.

TABLE DES MATIERES

Les Presses Universitaires de France. — **PARIS**

ERRATA

Page 13. Ligne 15. — Lire : *tendances toutes nouvelles*, au lieu de *tendances toute nouvelles.*

— 15. Ligne 1. — Lire : *Je me crus transporté*, au lieu de *Je crus transporté.*

— 37. Ligne 28. — Lire : *principaux groupes*, au lieu de *principes groupes.*

— 41. Ligne 5. — Lire : *ossifiées qu'entre* 20, au lieu de *ossifiées entre* 20.

— 68. Ligne 22. — Lire : *des jeux qu'on gagne*, au lieu de *des jeux on gagne.*

— 69. Ligne 18. — Lire : *Les femmes trouvent*, au lieu de *Les femmes trouveront.*

— 69. Ligne 19. — Lire : *soignent*, au lieu de *soigne.*

— 69. Ligne 20. — Lire : *fardent*, au lieu de *farde*

— 70. Ligne 12. — Lire : *elles le soignent, le couvrent*, au lieu de *elle le soigne, le couvre.*

— 71. Ligne 11. — Lire : *que de résistances*, au lieu de *que de résistance.*

— 71. Ligne 27. — Lire : *Si elles consentent*, au lieu de *Si elle consent.*

— 71. Ligne 29. — Lire : *les persuader de persévérer dans leur effort*, au lieu de *la persuader de persévérer dans son effort.*

— 73. Ligne 1. — Lire : *car elles préfèrent*, au lieu de *car elle préfère.*

www.ingramcontent.com/pod-product-compliance
Lightning Source LLC
La Vergne TN
LVHW020030170826
845678LV00001B/196